常见老年病诊疗与预防

主编　万朝晖　等

吉林科学技术出版社

图书在版编目(CIP)数据

常见老年病诊疗与预防 / 万朝晖等主编. —— 长春：
吉林科学技术出版社，2022.8
ISBN 978-7-5578-9623-2

Ⅰ．①常… Ⅱ．①万… Ⅲ．①老年病－防治 Ⅳ.
①R592

中国版本图书馆 CIP 数据核字(2022)第 177624 号

常见老年病诊疗与预防

主　　编　万朝晖等
出 版 人　宛　霞
责任编辑　刘建民
封面设计　张　萌
幅面尺寸　185mm×260mm
字　　数　141 千字
印　　张　6
印　　数　1-1500 册
版　　次　2022年8月第1版
印　　次　2023年3月第1次印刷

出　　版　吉林科学技术出版社
发　　行　吉林科学技术出版社
地　　址　长春市福祉大路5788号
邮　　编　130118
发行部电话/传真　0431-81629529 81629530 81629531
　　　　　　　　　81629532 81629533 81629534
储运部电话　0431-86059116
编辑部电话　0431-81629518
印　　刷　三河市嵩川印刷有限公司

书　　号　ISBN 978-7-5578-9623-2
定　　价　35.00元

编 委 会

主　编：万朝晖　江　巍　刘　勇　李大江
　　　　冯　菁　罗志丹　王兴胜　李　宁
副主编：王青梅　张海祥　李芝兰　陈　悦　周　馨　李凤芝
　　　　郑　凌　冯　蕾　高　锐　李爱萍　宁　婧
编　委：（按照姓氏笔画）

张海祥　新疆医科大学第七附属医院

张智炜　中南大学湘雅二医院

陈　悦　武警辽宁省总队医院

罗志丹　重庆市人民医院

周　馨　云南省肿瘤医院(昆明医科大学第三附属医院)

郑　凌　中国人民解放军海军青岛特勤疗养中心

祝建立　中国人民解放军联勤保障部队第九六七医院

桂　莹　中国人民解放军联勤保障部队第九〇三医院

高　锐　中国人民解放军北部战区总医院

曹　丽　哈尔滨医科大学附属第四医院

塔晓红　吉林省吉林中西医结合医院

戴建业　中国人民解放军总医院第二医学中心

前　言

　　随着我国经济的发展、科学技术的进步以及医疗卫生服务的不断完善,我国民众的寿命显著延长,人口老龄化已成为重要的公共卫生问题,老龄化社会的到来会引发老年人诸多健康问题,给医疗卫生事业的发展带来极大挑战。挑战伴随着机遇,老年医学也逐渐得到重视,近些年发展较快。老年医学不仅仅是医学问题,同时将影响到整个社会问题,提高老年人的生活质量,对整个社会的发展具有十分重要的意义。编写本书的目的和宗旨就是为广大老年医学研究人员和老年医学教学与临床一线的工作者提供一部理论联系实践的参考书,通过共同努力,促进我国老年医学发展与提高。

　　本书共分为三章,内容涉及老年各系统常见疾病的诊断、治疗,包括:老年综合征、老年神经系统疾病和老年循环系统疾病。

　　由于本编委会人员均身负一线临床诊治工作,加上编写时间仓促,难免有错误及不足之处,恳请广大读者批评指正,以更好地总结经验,从而起到共同进步、提高医务人员临床诊治水平的目的。

《常见老年病诊疗与预防》

2022 年 8 月

目　录

第一章　老年综合征

第一节　跌倒

老年人跌倒(elderly falls)是指突发、不自主、非故意的体位改变,倒在地面或比初始位置更低的平面上,它与意识丧失可互为因果,应排除晕厥的可能。跌倒可发生在各年龄阶段,而老年人跌倒是一种老年综合征,具有发生率高、危害大、原因复杂多样且反复发生的特点,不仅对患者的身心健康造成危害,而且对家庭和社会带来沉重的经济负担,已成为世界范围内广受关注的公共卫生问题。

社区老年人(65岁以上)35%～40%每年至少跌倒一次,住院老年人达50%,其中一半人会反复跌倒。往往是由多种复杂因素相互作用所致,通常分为三类,即内因、外因和跌倒时患者状态,其中内因起主要作用。内因指导致跌倒的生理和病理因素,如年龄相关功能减退和各种疾病;外因指跌倒相关的环境和药物因素等。

跌倒造成的主要危害有:身体损伤伴有严重心理伤害和日常生活活动能力下降。身体损伤有骨折尤其是髋部骨折、脑外伤和组织损伤或脱臼等,是老年人主要死亡的原因之一。心理伤害包括跌倒恐惧症、活动限制、功能减退以及情感障碍(抑郁和焦虑)等,疾病负担包括医疗和康复消费、支持性服务费、残疾和日常生活能力下降造成的社会和家庭负担以及跌倒预防和健康促进费用等。

一、诊断

主要是查找病因、检查并发症。

1. 病史

多数老年人不重视跌倒事件,门诊应把跌倒史作为老年人常规筛查项目,询问跌倒发生时间、地点、次数及跌倒发生时的伴随症状、身体和心理损伤、环境问题和用药状况等,积极寻找跌倒发生的原因。

2. 体格检查

在常规体格检查基础上,针对跌倒发生的原因进行特殊检查,如肌力、感知觉和平衡检查等。

3. 综合评估

老年人跌倒发生原因复杂多样,需要做综合评估,包括躯体功能、认知和心理、社会与环境等因素,以寻找病因和风险因素。

4. 实验室检查

除检查跌倒损伤外,还要对相关疾病进行针对性检查。

二、治疗

老年人跌倒重在预防,采取有效干预措施,治疗原发病和并发症,减少跌倒次数和再次跌倒的发生。由于多原因交互作用的结果,单一预防干预措施常常无效,故多使用综合干预计划。

1. 健康教育

对患者、家属和陪护人员进行跌倒危险因素、危害性和预防措施等方面的科普教育。同时,医护人员应重视跌倒的危害,尽量减少医源性跌倒的发生。

2. 增强体质

减缓生理性功能衰退,通过不懈的运动锻炼保持良好功能,包括肌力和耐力提高、协调性和反应能力提高、骨质疏松预防、心肺功能和运动耐受性提高等。老年人选择适合自己的运动方式、运动频次及运动量以避免运动损伤。

3. 积极治疗慢性疾病

消除潜在危险因素,采取康复治疗防止功能减退。

4. 环境干预措施

消除环境隐患,包括居家、住院及养老机构。

第二节　失　禁

一、尿失禁

尿失禁(urinary incontinence,UI)是指尿液不随意地自行流出,不受控制。最常见张力性尿失禁,是老年人神经内分泌功能下降、支持盆腔的结缔组织松弛和膀胱出口肌肉收缩力下降所致。诱发因素有腹压突然增加,如大笑、弯腰、咳嗽和喷嚏,甚至精神紧张;脑血管病和腰椎骨折,膀胱排尿中枢和周围神经功能障碍,引起神经性尿失禁;尿道和膀胱出口障碍,即老年性尿失禁,如女性老年性阴道炎和男性前列腺增生,膀胱肿瘤、结石、炎症等。随着年龄的增长尿失禁发病率增加,中年妇女为 20%～40%,65 岁以上为 49%。

(一)病因

中老年人继发性尿失禁原因众多,如暂时性尿失禁,由尿路感染、急性精神错乱、催眠药和镇静药物、抑郁症等心理性因素引起;长期性尿失禁,由大脑皮质疾患(卒中、痴呆等)损伤尿道括约肌或骨盆神经的手术、脊髓疾患等引起;充溢性尿失禁,由糖尿病、前列腺疾病、酒精中毒以及膀胱疾患等引起。

(二)治疗

明确诊断,对症治疗,大部分能得到控制。①抗感染治疗,用于老年人特别是妇女因尿液浸渍诱发的会阴湿疹、皮炎及外阴瘙痒等;②手术治疗,用于经膀胱尿道造影检查有异常者;③一般药物治疗,如抗胆碱能药和解痉药;④其他方法,如行为治疗、生物反馈治疗和电刺治疗;⑤治疗均无效时可实施膀胱扩容术,以增加功能性容量,降低储尿压力。

病因治疗无效者易发展成为难治性尿失禁,对此,主要行尿道改道术。在尿道重建之前必须查清尿失禁病因。

张力性尿失禁的治疗方法为耻骨尾骨肌锻炼,方法有以下三种。

1. 缩肛(提肛)法

屏气时提收会阴(要持续数秒钟),呼气时放松肛门,一收一放为 1 次,反复做 10 min,每日 2～3 遍。可利用晨练、等车、午休及睡前等时间,不拘场所,持之以恒,必可见效。

2. 下蹲法

2～3 次/d,每次 10 min。下蹲速度、频率以自己能耐受为宜。年龄较大者可手扶椅背、墙壁以助力。

3. 中断排尿法

排尿时有意识地中断,然后再重新排出。这种锻炼起初较为困难,经反复训练能随意做到时,则效果明显。

尿失禁易导致不愿社交、性格孤僻,引起抑郁症和痴呆症。要关心体贴患者,在饮食起居上给予特别照顾,保持心情舒畅、生活快乐。同时,鼓励老年人多活动,积极锻炼身体以增强体质,减缓衰老,从而减少尿失禁的发生。

二、大便失禁

大便失禁(fecal incontinence)又称肛门失禁,是指每天至少 2 次不随意控制的排便和排气,为消化道下端出口失去控制所致,表现为睡眠时不能控制排便、排气时出现漏粪或稀便等。其原因有多个方面:肛门或神经损伤所致失控者为排便失禁或肛门失禁;干便和稀便失控者为完全失禁;能控制干便但不能控制稀便和气体者为不完全失禁。另外,直肠下端切除、神经反射障碍和肛门括约肌张力丧失,诱发大便失禁。老年人肛门括约肌萎缩引起肛门失禁,突然惊吓引起暂时性大便失禁,以及神经-肌肉功能紊乱、痴呆、医源性失禁等。

大便失禁分类有多种方法,尚无统一标准。按失禁程度、性质、直肠感觉和病因等分为如下四类。

①粪便性状的改变:包括七类,即肠易激综合征、炎症性肠病、感染性腹泻、滥用泻剂、吸收不良综合征、短肠综合征和放射性肠炎等;

②肠容量或顺应性异常:包括六类,即炎症性肠病、直肠容量缺损、直肠缺血、胶原血管性疾病、直肠肿瘤和直肠外压迫等;

③直肠感觉异常:包括神经系病变、溢出性失禁;

④括约肌或盆底功能异常:包括括约肌解剖学缺损、盆底肌丧失神经支配和先天性异常。

(一)临床表现

多见于老年人,常因衰弱便秘或与尿失禁共存。女性较多见,如经产妇,表现为不同程度排便和排气失控,轻者为排气和液体性粪便失控,重者为固体性粪便失控,肛门频繁排出粪便。体检可见肛门会阴区潮湿不洁、湿疹溃疡瘢痕、肛周皮肤瘢痕和肛门松弛,有时可见直肠脱垂。指检可触及坚硬的粪块或肿瘤等,可有肛门括约肌松弛和伸展,其收缩力减弱或消失。仔细检查能准确判断收缩无力的部位伴肛管反射消失。并发症多为局部或全身感染,诱发皮肤损伤。

(二)诊断

借助病史分析,如症状表现和原发疾病,可初步诊断。仔细询问和体检,识别病因,放射学和生理学检查能确认诊断,胃肠功能异常和检测肛门括约肌的缺损情况可提供客观资料。

1.视诊

肛门有原手术或外伤瘢痕畸形等。

2.肛指检查

肛管松弛或括约肌收缩功能差等,对神经系统和结肠的原发病需进行神经系统检查、钡剂灌肠和内镜检查等确诊。

3.肛肠功能检查

包括肌电描记可见肌张力异常、肛门反射潜伏期延长、肛门皮肤反射和直肠膨胀反射消失等。肛直肠腔内气囊测压描记可见压力图异常。

4.排粪 X 射线造影

肛管直肠角消失,有助于区分病变病因,从而制订合适治疗方法。

(三)鉴别诊断

需与肠道炎症引起的腹泻、溃疡性结肠炎、直肠炎和肛瘘等相鉴别。

(四)治疗

以个性化治疗为主,针对原因采取不同治疗措施,对轻度便失禁,内科非手术治疗可获满意疗效。

1.内科非手术治疗

先内科治疗,后考虑手术治疗。

(1)调整饮食生活习惯,避免大量饮食、选用粗糙和刺激性饮食,对固体性便失禁每天饭后按时甘油灌肠,鼓励患者多活动。

(2)清洁局部,保持会阴部清洁干燥,便后坐浴,排便过频时应洗肠。

(3)清除粪块嵌塞,单纯洗肠无效者应戴手套将直肠粪块分割后再灌肠排出,以防复发。应定期灌肠,适当增加液体和纤维素性饮食,鼓励多运动,必要可按便秘加用药物治疗。

(4)止泻药,全结肠切除术。腹泻者可用复方樟脑酊、复方苯乙哌啶及次碳酸铋等。

2.生物反馈治疗

成功率为 70%~80%,是将一个球囊放入直肠,充气后有直肠膨胀感并根据球囊压力用力做缩肛动作,球囊每充气 1 次,根据压力做 1 次缩肛动作,每天坚持训练。这是一种价值低廉且见效迅速又安全的治疗方法。

3.外科治疗

内科治疗无效者应考虑手术治疗,治疗原则是力求恢复肛门直肠和括约肌的正常状态。方法:将直肠恢复到足够大的容量且能扩张,恢复其顺应性;修补、加强或重建内、外括约肌结构,对感觉性失禁行皮肤移植或皮肤移位术,术后加强功能锻炼。手术方法涉及原发病治疗和便失禁治疗两方面,包括注射疗法、直肠黏膜瘢痕支持固定、括约肌成形术及重建会阴及肛后修补术等。

第三节　睡眠障碍

睡眠障碍(sleep disorder)是指睡眠量不正常及睡眠中出现的异常行为,是睡眠和觉醒正常节律性交替紊乱的表现,由多种因素引起,多与躯体疾病有关。常见的类型有失眠、异态睡眠障碍、睡眠呼吸暂停综合征、发作性睡病和不宁腿综合征等,其他包括特发性睡眠增多症、夜间遗尿症、夜间磨牙、睡眠时周期性腿运动、病理性觉醒及躯体疾病所致的睡眠障碍。

一、失眠

失眠（insomnia）是指睡眠时间或质量的不满足并影响白天社会功能的一种主观体验，是原发或继发性睡眠障碍，一般人群发生率为43.4%，老年人为50%左右。诱发失眠的因素众多，包括以下七个方面。①年龄、性别因素：老年人睡眠的调节能力减弱，深睡时间减少；女性多于男性；②心理性失眠：持续精神紧张为主，其他诱发原因有思虑过多、丧事、外伤后应激、与社会隔离、参加社区活动少等；③躯体疾病：神经变性疾病（帕金森病，痴呆）、不宁腿综合征、心血管疾病、呼吸系统疾病、睡眠呼吸暂停低通气综合征和各种疼痛等；其他全身性疾病，如类风湿病、肝肾功能损害、食物过敏等；④焦虑、抑郁和其他精神病，多以失眠为首发症状；⑤药物滥用：中枢神经兴奋剂和治疗胃肠疾病的药物等；⑥睡眠卫生不良：睡前看电视、喝浓茶、喝咖啡、饮酒或以娱乐形式赌博等，造成生活不规律，影响入睡；⑦环境因素：气候变化，睡眠场所变更，室内光度、噪声、温度和湿度的不适等。

（一）临床表现

1. 表现形式

多数失眠为混合性失眠。入睡困难（超过30 min）；睡眠维持障碍，夜间觉醒≥2次或凌晨早醒；睡眠质量下降，睡眠浅、多梦；总睡眠时间缩短，常<6 h；日间残留效应，次日感到头晕、精神不振、嗜睡和乏力等。

2. 分类

急性失眠，病程<4周；亚急性失眠，病程>4周，<6个月；慢性失眠，病程>6个月。

3. 症状

睡眠时间或质量不满意，影响白天工作，出现白天乏力、困倦、头晕，甚至烦躁、紧张不安、健忘等症状；加重原发性疾病；1/3～2/3长期失眠伴有抑郁，应做相关精神检查，如心情、精力减退、自我评价低、自杀念头或行为、体重或食欲减少等。

4. 后果

大脑及机体处于疲劳状态，注意力难以集中，记忆力下降；老年人晨起头晕，精神萎靡，长期失眠加快衰老速度；老年人免疫功能下降，内分泌失调，神经系统功能紊乱，增加癌症、心脏病、糖尿病、肥胖症等疾病的风险。

（二）诊断要点

失眠症确诊应来自三级医院或专科医院睡眠科、精神科、神经科及内科医师。

1. 主观感受评估

采用睡眠日记、匹兹堡睡眠质量问卷（PZQI）、阿森斯失眠量表（AIS）、视觉类比量表（VAS）、焦虑抑郁量表（SDS、SAS、HAMD、HAMA等）和症状自评量表（SCL90）、睡眠问卷、疲劳严重度量表（如FSS）等。评估范围包括：睡眠行为习惯和睡眠环境、睡眠参数；精神状态评估，包括情感、联想能力、记忆力、性格改变、判断和智能状态；神经系统功能评估；临床用药评估。

2. 常规体格检查

包括一般状态，如精神、敏感程度、身体协调及事物认知能力；生命体征，如呼吸、血压、脉搏；颈部检查，有无甲状腺肿大；呼吸、循环、神经系统检查，是否有疾病影响睡眠；眼耳鼻咽喉科检查、精神系统检查。

3. 实验室检查

血、尿、便常规,肝、肾、甲状腺、电解质、血糖、血脂;X 射线胸片,心电图、CT、MRI 检查等。

4. 专项睡眠检查

睡眠多导图(PSG),不作为常规检查方法,在疑似睡眠呼吸暂停时使用;多次睡眠潜伏期试验(MSLT);清醒维持试验(MWT);体动仪;其他,如睡眠剥夺脑电图。

(三)治疗

定期进行失眠症防治的健康教育,适当体育锻炼,培养良好的睡眠卫生准则,切忌滥用安眠药,提高公众预防知识。治疗方案包括病因治疗、非药物治疗和药物治疗。

1. 病因治疗

积极治疗原发病,如慢性疲劳综合征、获得性免疫缺陷综合征(艾滋病)、甲状腺功能亢进、高血压、糖尿病、脑卒中、冠心病、肿瘤以及焦虑、抑郁、精神心理疾病和药物滥用等。

2. 非药物治疗

改善睡眠环境和认知行为,包括:①限制卧床睡眠消耗的时间,增加外出活动时间,有规律锻炼;限制午睡时间(30 min 内);②睡眠卫生教育:应贯穿治疗始终,减少对睡眠的期望值;③睡前清淡快餐,如热牛奶等,晚餐避免饮咖啡、吸烟和饮酒。

3. 建立失眠俱乐部

专职人员做睡眠卫生宣教及睡眠知识答疑,患者间能相互鼓励和传授经验。

4. 药物治疗

注意合理用药和剂量个体化,长期顽固失眠应在专科医生指导下用药。首选药物是非苯二氮䓬类,如唑吡坦、佐匹克隆(zopiclone)和扎来普隆等;这些药物没有抗焦虑、肌松和抗惊厥作用,不影响正常睡眠生理结构,建议老年人采取最小剂量、短期治疗(3~5 d),不主张逐渐加大剂量;另一类是苯二氮䓬类,如地西泮、劳拉西泮和阿普唑仑等;第三类是褪黑素替代疗法,如瑞美替昂为褪黑激素(MT)受体激动剂,有助于调节睡眠周期,不易产生药物依赖性,对老年人更安全。

5. 食疗

把百合、莲子、山药、龙眼、大枣及酸枣仁等做成汤或粥等。

6. 多学科团队综合干预

包括睡眠科、神经内科、精神病学、心理学、全科医学、老年医学、内科学、创伤科学、护理学、营养学、感染学、康复医学、药学以及管理学等。

(四)管理

1. 入院标准

具备下述条件之一者可考虑收住院:失眠伴抑郁自杀倾向者;重症失眠(明显苦恼或社会功能受损)、复发者(两次非器质性失眠之间至少有 2 个月间歇期)和恶化者(急性期治疗后症状再现)。失眠程度标准:对睡眠数量、质量的不满;因失眠致身体健康状况下降;难治性失眠症;需要由睡眠专家进行专业指导或者睡眠剥夺治疗者;伴有其他躯体、精神、神经疾病需要住院治疗及查找病因者。失眠症得到自我控制和去除原发病后,应逐渐停药,常需数周至数月,禁止突然停药。如药物治疗 2~3 周后效果不佳,应停止目前用药,重新诊断分类。

2. 出院标准

抑郁自杀倾向解除；老年失眠临床治愈，症状完全消失，社会功能达到或基本达到病前水平；其他躯体、精神疾病可以出院康复、治疗者。

3. 治疗目标

缓解症状，缩短睡眠潜伏期，减少夜间觉醒次数，延长总时间；尽量保持原有睡眠生理结构，改善生活质量。

二、阻塞性睡眠呼吸暂停低通气综合征

阻塞性睡眠呼吸暂停低通气综合征（OSAHS）是指睡眠时上气道塌陷阻塞引起呼吸暂停和低通气，常伴有打鼾、睡眠结构紊乱，频繁发生血氧饱和度下降、白天嗜睡、注意力不集中等，可导致高血压、冠心病及 2 型糖尿病等多器官损害。成人发病率为 2%～4%，中老年高达20%～40%，为高危人群。低通气是指睡眠过程中口鼻气流较基线水平降低＞130%，并伴动脉血氧饱和度下降＞10.04，持续时间≥10 s；或口鼻气流较基线水平下降≥50%，伴有 SaO_2 下降 0.03 或者微觉醒，持续时间≥10 s。

病因和风险因子包括：肥胖（体重指数≥25 kg/m²）；老年人，尤其是女性绝经期后，70 岁以后趋于稳定；男性多于女性；上气道解剖异常，如鼻腔阻塞疾病、Ⅱ度扁桃体肥大、软腭松弛、腭垂过长、过粗、咽腔狭窄、咽部肿瘤、咽腔黏膜肥厚、舌体肥大、舌根后坠、下颌后缩、颞颌关节功能障碍及小颌畸形等；家族史、大量饮酒、吸烟和镇静药；其他相关疾病，如甲状腺功能低下、肢端肥大症、垂体功能减退、淀粉样变性、声带麻痹、小儿麻痹后遗症或其他神经-肌肉疾病（如帕金森病）、长期胃食管反流等。

（一）临床表现

睡眠时打鼾、反复呼吸暂停，时常夜间憋醒，常伴有白天嗜睡、注意力不集中、记忆力下降、情绪障碍及夜间多尿等症状；伴有睡眠差、夜间心绞痛、心肌梗死、卒中、胃食管反流及咽干等。OSAHS 作为原发病，可损害身体各个系统，合并高血压、缺血性心脏病或脑卒中、2 型糖尿病等。

（二）诊断要点

睡眠呼吸暂停的诊断及评估主要依靠夜间多导睡眠图监测，也可以使用便携式监测。诊断标准是全夜 7 h 睡眠发生呼吸暂停或低通气 30 次以上，多道睡眠监测（PSG）AHI≥5 次/h，伴有相应症状；或有阻塞性呼吸事件者。条件允许时以 RDI 为判定标准，经无创通气治疗后症状改善可协助 OSAHS 诊断。

1. 颈围

＜43 cm、43～48 cm 和＞48 cm 分别提示监测结果的低度、中度和高度异常。

2. 便携式监测

初筛相关危险因子，如肥胖、高血压、心脏病、习惯性打鼾和过度嗜睡，但不能用于充血性心力衰竭、脑血管疾病或呼吸衰竭患者。

3. 嗜睡程度评估

Epwoah 睡眠量表（ESS）和斯坦福睡眠量表，前者＞10 分为明显嗜睡、0～10 分为正常范围。此外，还有睡眠紊乱问卷、睡眠日记等评估工具。

4.上气道评估

鼻口咽部检查、纤维内镜检查和 Muller 试验、X 射线颅面部畸形检查和上气道食管压力持续测定等。

5.多导睡眠图

检查可疑睡眠呼吸暂停的可靠方法，包括脑电图、颏下肌电图、眼动电图、鼻口气流、胸腹运动、血氧饱和度、心电图、腿动、体位及鼾声等。另外，鼻口气流有热敏感受器、胸腹动度有胸腹张力仪、血氧饱和度有多参数生理监测仪，有条件者可首先在家用血氧饱和度或便携式睡眠呼吸监测进行初筛。

6.OSAHS 病情和低氧血症程度评估

轻度为 AHI 5～15 次/h，最低血氧饱和度 0.85～0.90；中度为 AHI＞15～30 次/h，最低血氧饱和度 0.65～0.85；重度为 AHI＞30 次/h，最低血氧饱和度＜0.65。

睡眠呼吸暂停应以呼吸障碍及程度为诊断重点，同时综合考虑临床预测指标、便携式监测和多导睡眠图的结果。

(三)治疗

1.健康宣教和行为干预

轻、中度者建议侧卧睡眠和减肥，戒烟少酒、避免使用镇静剂；控制体重对睡眠呼吸紊乱的治疗非常重要。

2.综合治疗

(1)持续气道正压治疗结合多导睡眠图。CPAP 治疗的禁忌证：反复鼻出血、脑脊液鼻漏、肺大疱、气胸和昏迷。

(2)手术治疗：鼻中隔、慢性肥厚性鼻炎、鼻息肉、鼻肿物切除术及鼻瓣区手术；腭垂-腭-咽成形术，包括扁桃体、腭垂及咽腭弓塑形；颏舌肌前移术、舌骨悬吊术和舌根悬吊固定术等。

(3)颌骨前移术：适用于颌骨畸形、CPAP 失败和其他手术无效的重度患者。

(4)辅助手术：如气管切开等。

(5)术后并发症：急性呼吸衰竭、心脑血管意外、术后出血、切口疼痛、吞咽困难、感染、切口裂开、腭咽闭合不全、鼻咽狭窄和闭锁、颈部皮下气肿。

(6)术后并发症的预防：预防性气管切开，术前 CPAP 治疗，充分的术前准备，轻柔的操作和加强围术期管理等。

(四)管理

对疑似 OSAHS 患者，做近期随访≥6 个月，长期随访≥1 年，复查时做 PSG 监测。疗效评定分 3 级：治愈为 AHI＜5 次/h，显效为 AHI＜20 次/h 且降低幅度≥50％，有效为 AHI 降低幅度≥50％。判定疗效时，除 AHI 指标外，应考虑主观症状改变程度和低氧血症变化。

三、中枢性睡眠呼吸暂停(CSA)

中枢性睡眠呼吸暂停是指无呼吸驱动的呼吸停止，呼吸暂停，口鼻无气流，并丧失呼吸能力且没有胸腹呼吸运动，常规定为呼吸停止持续≥10 s、口鼻气流下降≥90％。其病因尚不清楚，与很多病变有关，如神经系统、家族性自主神经异常、脑炎、枕骨大孔、发育畸形、胰岛素相关的糖尿病、肌肉疾病及充血性心力衰竭等。

(一)诊断

1. 临床表现

夜间反复睡眠呼吸暂停及低通气,表现为反复苏醒,浅睡(NREM Ⅰ、Ⅱ期)增加,深睡眠(NREM Ⅲ、Ⅳ期及 REM 期)减少,白天出现嗜睡、乏力等,单纯中枢性患者多主诉为失眠、睡眠不安、醒来时胸闷及呼吸急促。有高碳酸血症和非高碳酸血症两种类型,前者常源于中枢驱动减弱,后者多见于周期性呼吸、充血性心力衰竭以及肾衰竭等。

2. 诊断

诊断标准至少有下面(1)、(2)、(4)项。

(1)主诉失眠或过度睡意,偶尔无异常感觉。

(2)睡眠中频繁出现周期性浅呼吸或缺乏呼吸。

(3)表现为睡眠中气喘或打鼾声及窒息,或睡眠中发绀。

(4)多导睡眠图监测:中枢性呼吸暂停≥10 s,出现呼吸暂停期间氧饱和度降低;可存在其他类型睡眠障碍,如周期性肢体运动障碍、阻塞性睡眠呼吸暂停综合征,或中枢性肺泡低通气综合征。

根据病情,分为三度。①轻度:白天有睡意和夜间失眠,平时无呼吸紊乱,症状发作时可有轻微氧饱和度降低或良性心律失常;②中度:白天过度睡意和夜间失眠,中度氧饱和度降低和轻度心律失常;③重度:严重白天睡意,平时多存在睡眠呼吸紊乱症状,有严重氧饱和度降低或者严重心律失常。

根据病程,分为三种即急性:≤7 d;亚急性:>7 d 和<3 个月;慢性:≥3 个月。

(二)治疗

1. 对高碳酸血症型

呼吸兴奋药物治疗,用于不同病情,如茶碱、乙酰唑胺、安宫黄体酮、阿米三嗪以及抗抑郁药普罗替林可等;氧疗可改善低氧血症,去除白天嗜睡、乏力症状;间歇正压通气以提高氧分压、降低二氧化碳分压,用于合并慢性阻塞性肺疾病患者;体外膈肌起搏,用于膈肌瘫痪或疲劳者。

2. 对非高碳酸血症型

低流量氧疗以降低呼吸暂停发作频率,吸入 CO_2 以提高 $PaCO_2$ 阈值;镇静药物治疗,如唑吡坦、三唑仑和乙酰唑胺等;机械通气治疗,以改善血气指标和通气功能,值得推广。

(三)预防

应戒烟少酒、减轻体重、降低血脂,并结合相关治疗措施。

四、睡眠期周期性肢体运动综合征(PLMS)

睡眠期周期性肢体运动综合征是指睡眠中肢体发生的一种反复周期性异常运动,主要在下肢,由足趾和足踝的重复性背屈组成,常扩展到膝盖和髋部,甚至腕部和肘部。其病因尚不清,可能与脑多巴胺系统功能障碍及腘动脉血流量明显减少有关。卧床休息使下肢腘动脉硬化、血流量减少,腓肠肌因缺氧而发生肌肉痉挛、抽搐及肌张力增高。流行病学将单纯睡眠周期性肢体活动看作是准生理现象,在 30 岁以下很少见,50 岁发生率约 29%。

(一)诊断

1.临床表现

睡眠周期性肢体活动一夜可发生数百次,特点是轻度睡眠平均 20～40 s(波动范围 4～90 s),呈准周期性重复出现,下肢异常运动造成觉醒而不自知,睡眠质量不佳,日间失眠,白天嗜睡、疲劳和易怒等。

2.诊断要点

PLMS 国际诊断标准:以严重睡眠障碍为主,伴患肢典型肌张力增高,抽搐、疼痛,发作频率 5～40 次/min,持续 1.5～2.5 s,又称为夜间肌阵挛综合征(NMS),≥4 个连续肢体抽动方可确诊。

(二)治疗

1.首选氯硝西泮,每晚前服用,小剂量开始,大剂量会影响康复效果。

2.多巴胺激动剂,也常为首选。

3.对于睡眠周期性肢体活动合并不宁腿综合征者可选用多巴受体激动药或苯二氮䓬类药物,PLMS 很少需要药物治疗。

五、不宁腿综合征

不宁腿综合征又称不安腿综合征(RLS)、Ekbom 综合征,特点是腿部感觉异常,休息或夜间睡眠时双下肢出现自发的、难以忍受的异常痛苦感觉,如酸胀、撕裂感、烧灼感、疼痛、刺痛、瘙痒及虫爬等,以小腿腓肠肌最常见,股部或上肢偶尔出现。对内源性睡眠紊乱,经按摩、行走、伸展及踢腿后可得到缓解。其机制尚不清楚,以中老年常见,可能与腿部静脉被动性充血、代谢产物堆积以及多巴胺活动减少有关。分为原发性与症状性两大类:原发性是独立性疾病,有家族遗传性,属常染色体遗传(一般为 50%～92%),患病率为 1.2%～5%;症状性继发于其他疾病,如尿毒症、缺铁性贫血、叶酸缺乏、妊娠、风湿性关节炎、帕金森病、多灶性神经病、代谢疾病和某些药物等。

(一)临床表现

多发生于下肢,以腓肠肌最常见,大腿或上肢偶尔也可出现,多呈对称性。发病时辗转反侧、坐卧不安、被迫踢腿、活动关节或者按摩腿部,严重者起床不停走路方可缓解,故表现为严重睡眠障碍和日间嗜睡,失眠和工作能力下降。

大多数伴发睡眠周期性肢体运动(PMS),为快速动眼睡眠期腿部刻板重复的屈曲动作,造成惊醒。少数发生于走路时,造成强迫停止,间歇性跛行。

(二)诊断要点

1.症状

(1)感觉异常:难以形容的肢体不适感、运动肢体的强烈愿望,主要在下肢,常发生在深部而不是表面皮肤。

(2)运动症状:不能入睡、不停运动肢体,表现为来回走动、晃动或屈曲伸展下肢,或在床上辗转反侧。

(3)休息时症状加重,活动可暂时缓解。

(4)夜间症状加重,深夜达到高峰。

2.体征

睡眠时从一侧到另一侧下肢出现交替性的周期性肌肉活动亢进,患者辗转反侧、坐卧不安,严重者清醒时也有腿部不安活动。

3.实验室检查

睡眠多导图(PSG)。

(三)治疗

1.预防老年动脉硬化

避免无规律生活、过度劳累和精神紧张等;坚持体育锻炼,如散步、慢跑及健身操等;注意平衡饮食,少荤食多素食;进行血管舒缩运动,如长年冷热水交替擦浴或冷热水交替入浴;选用中医中药,补虚利湿、活血化瘀等。

2.治疗措施

(1)一般治疗:睡前温水洗足,加强腿部运动,合理膳食,避免身体超重、血脂增高,不吃富含胆固醇(肥肉和动物内脏)和高糖食物。

(2)对症治疗:纠正贫血等。

(3)药物治疗:多巴胺类作为一线药物,如美多巴、左旋多巴(防止夜间或清晨症状反弹);苯二氮䓬类,如氯硝西泮;血管扩张剂,如烟酸、山莨菪碱;抗痉剂,如卡马西平、加巴喷丁、巴氯芬或丙戊酸钠等;其他药物,如溴隐亭和阿片类,类阿片类仅适用于重症。

六、睡眠惊动

睡眠惊动是指入睡时身体突然出现的类似肌阵挛样的动作,伴有坠落感、失平衡感或漂浮样感,属正常现象,发生率为60%～70%,多见于疲劳或情绪低落,或大量饮用咖啡后。睡眠多导仪监测显示,发作时脑电图、心电图及呼吸功能均正常。基本不需要治疗,极少数发作会影响入睡,或惊醒同床的人。患者可有白天困倦,若频繁发作影响睡眠时可用巴比妥类药物以减少发作次数。

1.失眠分类(睡眠障碍国际分类,ICSD2)

(1)适应性睡眠障碍(急性失眠)。

(2)心理生理性失眠。

(3)反常性失眠(睡眠状态感知不良)。

(4)特发性失眠。

(5)精神障碍所致失眠。

(6)睡眠卫生不良。

(7)青少年行为性失眠:①入睡相关性障碍;②强制入睡性睡眠障碍;③混合型;④待分类型。

(8)内科疾病所致失眠。

(9)药物或物质滥用所致失眠。

(10)非物质滥用或确定的躯体疾病所致失眠(非器质性失眠)。

(11)生理性失眠,待分类型。

2.阿森斯失眠量表

用于记录您对睡眠障碍的自我评估,对于下列问题,如在一个月发生至少3次/周,请在相应评估结果项目上打√（以下问题如果一周出现 3 次,就需要进行评测）。

1. 入睡时间（关灯后到睡着的时间）

0:没问题;1:轻微延迟;2:显著延迟;3:延迟严重或没有睡眠。

2. 夜间苏醒

0:没问题;1:轻微影响;2:显著影响;3:严重影响或没有睡眠。

3. 比期望的时间早醒

0:没问题;1:轻微提早;2:显著提早;3:严重提早或没有睡眠。

4. 总睡眠时间

0:足够;1:轻微不足;2:显著不足;3:严重不足或没有睡眠。

5. 总睡眠质量（无论睡多长）

0:满意;1:轻微不满;2:显著不满;3:严重不满或没有睡眠。

6. 白天情绪

0:正常;1:轻微低落;2:显著低落;3:严重低落。

7. 白天身体功能（体力或精神:如记忆力、认知力和注意力等）

0:足够;1:轻微影响;2:显著影响;3:严重影响。

8. 白天思睡

0:无思睡;1:轻微思睡;2:显著思睡;3:严重思睡。

总分<4 分:无睡眠障碍;总分 4～6 分:可疑失眠;总分>6 分以上:失眠。总分范围 0～24 分,得分越高,表示睡眠质量越差。

3. 视觉类比量表（VAS）

国内临床上通常采用中华医学会疼痛学会监制的 VAS 卡。在卡中心刻有数字的 10 cm 长线上有可滑动的游标,两端分别表示"无痛"(0)和"最剧烈的疼痛"(10)。患者面对无刻度的一面,本人将游标放在当时最能代表疼痛程度的部位;医生面对有刻度的一面,并记录疼痛程度。

第四节　压疮

压疮（pressure sores）是指身体局部组织长期受压、血液循环障碍、组织营养缺乏等引起皮肤失去正常功能、组织破坏和坏死,旧称褥疮。美国国家压疮咨询委员会（NPUAP）定义为:皮肤或皮下组织的局部损伤,多发生在骨突出处,由压力损伤引起,或压力、剪切力和摩擦力共同作用的结果。

压疮多见于昏迷及瘫痪的患者,卧床不起、体质衰弱患者,以及骨折后长期固定或卧床患者。一般医院发生率为 2.5%～8.8%,或高达 11.6%。脊髓损伤患者为 25%～85%,住院老年人为 10%～25%,护理院入院时为 17.4%,较无压疮老年人病死率增加 4 倍。

一、病因

1. 年龄

老年心脏血管功能减弱,末梢循环功能衰退。

2.压力

即短时间强压力,长时间弱压力都有组织损伤作用。

3.剪切力

会切断局部血液供应,引发深部坏死。

4.摩擦力

如拖拉动作、床单皱褶或渣屑等,与皮肤潮湿程度有关。

5.潮湿

常见的有尿便失禁、大汗或多汗、伤口大量渗液等。

6.活动和移动受限

如脊髓损伤、年老体弱、骨折制动、外科手术和麻醉等。

7.营养不良

使皮下脂肪减少、肌肉萎缩。

8.感觉受损

对伤害性刺激无反应。

9.体温升高

可引起组织高代谢需求,增加压疮易感性。

10.吸烟

尼古丁可使末梢血管痉挛,增加组织压疮的易感性。

11.消瘦

较肥胖者易发生压疮。

12.应激

多见于急性损伤早期。

13.精神心理因素

如精神压抑、情绪打击和精神抑郁等,忽视皮肤护理。

二、临床表现

1.压疮表现

为组织破损和坏死,经久难愈,易并发多种疾病,如骨髓炎、菌血症和蜂窝织炎、心内膜炎、脑膜炎、脓毒关节炎、窦道或脓肿形成、异位骨化、瘘管形成、假性动脉瘤及鳞状细胞癌等,严重影响健康与功能,甚至危及生命。好发部位见于脂肪组织缺乏、无肌肉包裹或肌层较薄的骨隆突处,因体位和受压点不同而异。例如,仰卧位,有枕骨粗隆、肩胛、肘部、脊椎体隆突处、骶尾、外踝、足跟等;侧卧位,有耳郭、肩峰、肘部、髋部、膝关节内外侧、内踝及外踝等;俯卧位,有前额、面部、耳郭、肩部、女性乳房、男性生殖器、髂嵴、膝部、足背及趾等;坐位,有坐骨结节等。

2.压疮分级(美国压疮学会)

Ⅰ度,局部皮肤有红斑但皮肤完整;Ⅱ度,损害涉及皮肤表层或真皮层,可见皮损或水疱;Ⅲ度,损害涉及皮肤全层及皮下脂肪交界处,可见较深创面;Ⅳ度,损害涉及肌肉、骨骼或结缔组织(肌腱、关节、关节囊等);不可分期,是指缺损涉及组织全层,但溃疡完全被坏死组织和焦痂所掩盖,无法确定实际深度;可疑深部组织损伤期,指压力或剪切力造成皮下软组织受损,在完整但褪色的皮肤上出现局部紫色或黑紫色,或形成充血性水疱,伴有疼痛、硬肿、糜烂、松软、较冷或较热。

3. Shea 分级法

损害涉及表皮包括表皮红斑或脱落;损害涉及皮肤全层及其皮下脂肪交界的组织;损害涉及皮下脂肪和深筋膜;损害涉及肌肉或深达骨骼;损害涉及关节或体腔(直肠、小肠、阴道或膀胱)形成窦道。

4. Yarkony-Kirk 分级

红斑区,有出现时间>30 min 和≤24 h,>24 h 两种;表皮损害不涉及皮下组织和脂肪;损害涉及皮下组织和脂肪,但不涉及肌肉;损害涉及肌肉,但未累及骨骼;损害涉及骨骼,但未损害关节腔;涉及关节腔;压疮愈合但容易复发。

5. 风险因子评估量表(RAs)

是预防压疮的关键性措施,是有效护理干预的一部分,常用的有 Braden 评分量表、Noron 评分量表及 Waterlow 评分量表等。

(1)Braden 量表:包含六个风险因素,即感觉、湿度、活动、运动能力、营养、摩擦和剪力,每个有四个分值(1~4 分),总分 4~23 分。分为:轻度危险,15~18 分;中度危险,13~14 分;高度危险,10~12 分;极度危险,<9 分。评分越少压疮发生的危险性越高。

(2)Norton 量表:为四分量表,包括身体状况、精神状态、活动情况、运动情况和尿便失禁等五项评估内容。每项为 1 分(严重)到 4 分(正常),总分为 5~20 分,14 分者提示压疮风险。

(3)Waterlow 量表:涉及九方面,即性别和年龄、体形、体重与身高、皮肤类型、控便能力、运动能力、食欲、心血管及全身情况、营养缺乏及药物治疗。累计<10 分者为无危险,10~14 分为轻度危险,15~19 分为高度危险,20 分以上为极度危险。

三、治疗

1. 全身综合性治疗

消除风险因素,改善营养状况,纠正贫血或低蛋白血症;改善心、肺、肾功能;积极治疗原发疾病,如糖尿病;控制感染,选用敏感抗生素;解除肌肉痉挛,选用中枢性的或直接的肌肉松弛药;不用或慎用激素、镇静剂等药物,不利于伤口的恢复。

2. 压疮创面治疗

(1)解除局部压迫:是治疗的关键,如体位、减压装置。

(2)定期评估伤口:如观察、测量、记录和分析等,包括伤口大小、深度、潜行深度、组织的形态、渗出液、伤口周围皮肤或组织等。

(3)伤口处理:包括清洁伤口或清创术,去除异物、细菌或坏死组织。清创方法有机械性清创术(外科手术、冲洗法、湿或干敷料)、化学性清创术和自溶性清创等。

(4)伤口敷料选择与应用:伤口湿性治疗法,根据创面不同阶段选用适宜敷料,如肉芽伤口(水胶体等非粘连敷料)、渗出性伤口(高度吸收性敷料,如藻酸盐或泡沫类)、带焦痂伤口(水胶体或水凝胶密闭性敷料)、带腐肉伤口(水胶体、水凝胶和藻酸盐类敷料)及伤口腔道(非粘连性或水凝胶类敷料填塞)。

3. 手术治疗

用于长期保守治疗不愈合、创面肉芽老化、创缘有瘢痕组织且合并骨关节感染或深部窦道者。手术方法包括修刮引流、清除坏死组织和植皮修补缺损等。术前应控制感染,清洁创面,改善全身营养状况,进行体位训练;术中应彻底切除压疮,如累及骨面应凿除部分骨质,并根据压疮部位、大小设计不同皮瓣或肌皮瓣,缝合时避免张力过高。负压封闭引流技术(VSD)是利用透明密封贴膜封闭开放创面,借助负压泵使引流管和敷料持续或间断地作用于清理创面,以促进新生血管介入,充分引流、减轻水肿、从而抑制细菌生长。

4. 物理治疗

包括光疗法,如红外线照射法、烤灯、紫外线、微波、氦氖激光和 WP 宽谱治疗仪等;氧气辅助,如创面吹氧、创面小范围封闭给氧、高压氧舱等,可保持创面干燥。

四、预防和管理

1. 减压措施

保持平衡姿势,不当体位可导致关节过度扭曲,造成骨突起处更突出于体表;定时变换体位,是简单有效的压力解除法;应用支撑性工具,如坐垫、床垫及支具,以及翻身床、气垫床或砂床等。使用后需不断评估与再评估,及时发现病情变化,调整护理方案。

2. 改善营养

摄入优质蛋白,补充足够维生素 C、维生素 A 和锌等微量元素,以纠正负氮平衡,并鼓励多饮水。

3. 避免不良刺激

保持床单清洁、平整、无渣屑;保持皮肤清洁、干燥,便失禁、出汗及分泌物多的患者需及时擦洗。

4. 皮肤管理和监控

包括建立责任护士、护士长、护理部三级监控;培训各级人员,明确各级职责;制订管理流程,实施压疮预前控制、过程监控、终末评估监控;建立皮肤管理小组,完善评估及报告表格,完成医院压疮护理会诊;完善 24 h 内上报制度。

第二章　老年神经系统疾病

第一节　短暂性脑缺血发作

短暂性脑缺血发作(transient ischemic attack,TIA)指突发的短暂的并反复发作的脑局部供血受限或中断,导致供血区局限性神经功能缺失。每次发作持续数分钟至 1 h,24 h 内功能缺失的表现完全恢复,这是传统的定义。随着临床研究的深入,对传统的 TIA 概念提出了挑战。据统计,97%的 TIA 患者在 3 h 内症状缓解,超过 3 h 的 TIA 患者中 95%可有影像学及病理学改变。目前公认的重新定义:TIA 是局灶性脑或视网膜缺血所致的短暂发作的神经功能障碍,典型的临床症状持续时间一般在 1 h 之内,且没有急性梗死的证据。我国 TIA 的患病率为 180/10 万。TIA 发作越频繁,发生脑梗死的机会越大,提示要积极治疗。

一、病因和发病机制

TIA 的病因目前还不完全清楚。发病机制有多种学说。

1. 微栓塞

例如颈内动脉起始部的动脉粥样硬化斑块及其发生溃疡时附壁血栓凝块的碎屑构成微栓子随着血液进入脑形成微栓塞,导致局部缺血症状。当栓子在血管内被血流冲散而破碎或由酶的作用而溶解移向远端时,血流恢复,症状消失。

2. 脑血管痉挛

脑动脉硬化后,血管狭窄血流可形成旋涡,刺激血管壁发生血管痉挛。

3. 血液成分变化

如真性红细胞增多症、血小板增多症、白血病、异常蛋白血症和贫血等各种原因所致的血高凝状态。

4. 血流动力学改变

原本靠侧支循环的脑区,当一过性低血压时,血流量减少而发生缺血;心律失常、心力衰竭等可致心排血量减少,引起脑缺血发作。

5. 椎动脉变形或受压

椎动脉因动脉硬化或先天性迂曲、过长而扭曲和(或)颈椎骨赘压迫,当急速转头,颈部过屈过伸使脑血流量变化而发生 TIA。

二、临床表现

1. 临床特点

(1)发病特点:好发于 50～70 岁,男性多于女性。患者常有高血压、心脏病及糖尿病等病史。劳累、寒冷、情绪激动和颈部过度活动等常可诱发。

(2)发作突然,多于 5 min 左右达高峰,历时短暂,常为 5～20 min。持续不超过 24 h。

(3)每次发作症状、体征完全恢复,不留后遗症。

(4)常反复发作,每次发作的症状、体征相对较恒定。

2. 颈内动脉系统 TIA 的表现

最常见的是对侧单肢无力或轻偏瘫,或伴对侧面部轻瘫。较特征的表现是病变侧单眼一过性黑矇或失明,对侧偏瘫。主侧半球病变可有失语及失用症;非主侧半球病变可有空间知觉障碍。很少出现对侧单肢或偏身感觉丧失。

3. 椎-基底动脉系统 TIA 的表现

(1)发作频率较高的表现:阵发性眩晕,平衡失调。

(2)特征性表现:①跌倒发作(drop attack),常在迅速转头或仰头时,下肢突然失去张力而跌倒,无意识障碍,可立即自行站起。与脑干网状结构缺血有关;②短暂性全面遗忘症(transient global amnesia,TGA),突然出现短暂性近记忆障碍,患者对此有自知力,谈话、书写及计算力保持完好,无神经系统其他异常,症状持续数分钟至数十分钟。可能是大脑后动脉颞支缺血或椎-基底动脉系统缺血累及边缘系统等与近记忆有关的组织;③双眼一过性黑矇。

(3)少见的表现:①吞咽困难,构音不清;②共济失调;③交叉性感觉障碍或交叉性瘫;④眼外肌麻痹或复视;⑤意识障碍。

三、辅助检查

目的是查找病因,对可干预的危险因素进行处理。依具体病情,可选择以下项目。

1. 血液一般检查、生化检查、颈椎片及脑电图检查

有利于查找病因及鉴别诊断。

2. 经颅多普勒(TCD)、DSA/MRA 检查

可发现血管狭窄及动脉粥样硬化斑块。

3. 脑 CT 及 MRI 检查

大多数患者正常。少数患者 MRI 弥散加权成像(DWI)和灌注加权成像(PWI)可显示脑局部缺血性改变。

四、诊断及鉴别诊断

1. 诊断

绝大多数 TIA 患者就诊时症状已消失,所以其诊断主要根据病史。有特征表现者诊断不难,但确定病因十分重要。常见的病因有高血压、动脉粥样硬化、脂血症以及心脏病。

2. 鉴别诊断

(1)部分性癫痫:大多继发于脑部病变,常表现为数秒至数分钟的肢体抽搐,从躯体的一处开始,向周围扩展。脑电图检查可发现局部脑电波异常,头颅 CT/MRI 等可发现脑部病灶。

(2)梅尼埃病:要与椎-基底动脉系统 TIA 鉴别。梅尼埃病首发年龄多在中青年,发作眩晕持续时间可达数日,常伴恶心、呕吐及耳鸣。反复发作后听力有不同程度地减退,并且不伴有脑干特征性定位体征。

五、治疗

治疗目的:消除病因,减少及预防发作,从而保护脑功能。

1. 病因治疗

调整血压,控制糖尿病、脂血症,治疗心脏病,纠正血液成分异常。颈动脉高度狭窄患者可行颈动脉内膜剥离-修补术、颅外-颅内血管吻合术或血管内介入治疗。

2. 抗血小板聚集药

(1)阿司匹林:也称乙酰水杨酸(acetylsalicylic acid)。主要作用机制为抑制血小板内环氧化酶活性,减少血小板内的血栓烷 A_2 的合成,降低血小板聚集和血液黏度,减少微栓子的发生。急性发病者首次口服 300 mg,以后 100 mg/d;1 周后,改为 50 mg/d,睡前服。消化性溃疡者慎用。

(2)噻氯匹定:又称抵克力得,对 ADP 诱导的血小板聚集有较强的抑制作用;对凝血酶、花生四烯酸等诱导的血小板聚集也有不同程度的抑制作用。口服每次 125～250 mg,1～2 次/d。

(3)氯吡格雷:系第三代抗血小板聚集药。作用比噻氯匹定强,并且不良反应较少。口服每次 75 mg,2～3 次/d;1 周后,1 次/d。

3. 抗凝药

对频繁发作的 TIA,应立即进行正规抗凝治疗。因抗凝药物作用过强、过量可致出血而死亡,故必须严格掌握适应证并且在用药期间严密观察病情变化、监测凝血时间和凝血酶原时间。还要准备维生素 K、硫酸鱼精蛋白等针对出血的拮抗剂。有出血素质、活动性溃疡、严重高血压或肝肾疾病者禁用。

(1)肝素:100 mg(12500 U)加入生理盐水或 5% 葡萄糖 1000 mL,静脉滴注,滴速 30 滴/min。每 30 min 采静脉血监测凝血时间,并按凝血时间的结果,调整滴速;直到凝血时间延长为 18～20 min,之后按 8～15 滴/min 维持至 24 h。或选用低分子肝素 4000 U,2 次/d,腹壁皮下注射,较安全。

(2)华法林:又称苄丙酮香豆素钠。作用慢而持久,首次口服 10 mg,次日按凝血酶原时间和活动度调整用量,一般 2～4 mg/d。

4. 预防性用药

对有危险因素的 TIA 患者,尤其是有脑梗死史者,应该长期预防性用药。可睡前口服阿司匹林 50 mg 或噻氯匹定 250 mg。

六、预后

未经过治疗的 TIA 患者,1/3 可发展为脑梗死,特别是在短期内反复发作者;1/3 继续有 TIA 发作;1/3 可自行缓解。

第二节　脑梗死

脑梗死（cerebral infarction）又称为缺血性脑卒中，是指脑部血液供应障碍，缺血、缺氧引起的局部脑组织坏死软化。临床常见的类型有脑血栓形成、脑栓塞、腔隙性脑梗死及分水岭脑梗死。

一、脑血栓形成

脑血栓形成（cerebral thrombosis）是缺血性脑血管病中最常见的一种，指脑动脉因动脉粥样硬化以及各种动脉炎等病变使管腔狭窄、闭塞，或在狭窄的基础上形成血栓，造成脑局部血流急性减少或中断。脑组织因缺血而软化坏死，临床出现相应的神经系统症状和体征。

（一）病因和发病机制

1.脑动脉粥样硬化

是脑血栓形成的最常见的病因。长期高血压、糖尿病及脂血症可引起动脉粥样硬化。

2.动脉炎

见于结核性、细菌性及钩端螺旋体等感染，结缔组织病、变态反应性疾病等。

3.血管痉挛

见于蛛网膜下腔出血、偏头痛及脑外伤等。

4.其他

血液成分和血流动力学改变，如血小板增多症、真性红细胞增多症及血压过低等。

动脉粥样硬化或动脉炎等引起血管内皮损伤形成溃疡后，局部血小板及纤维素等黏附、聚集形成血栓。如果血栓破裂或脱落而阻塞远端动脉时，导致血栓-栓塞。动脉粥样硬化在早期临床可无症状。当管腔狭窄到一定程度时，脑血流量就会受到影响，此时，如果有血黏度的增高或侧支循环代偿不足等因素存在，可导致急性脑缺血性损害。

（二）病理

1.好发部位为动脉分叉处或转弯处，如大脑中动脉起始部，颈内、颈外动脉分叉处等。

2.急性脑梗死病灶由中心坏死区及其周围的缺血半暗带（ischemic penumbra）组成。中心坏死区是由于严重的完全性缺血致脑细胞死亡；而缺血半暗带内由于还有侧支循环存在，可获得部分血液供给，尚有大量可存活的神经元，如果血流迅速恢复，神经细胞仍可存活并恢复功能，也可因为血流下降成为梗死灶的扩大部分，使神经功能缺损加重。

脑动脉闭塞造成的脑缺血，如果脑血流得以再通，脑组织缺血损伤理论上应得到恢复。但实际上有的血流恢复后，仍出现部分损伤细胞继续死亡，导致缺血组织进行性破坏，这种现象称为再灌注损伤（reperfusion damage），其机制尚不十分清楚。目前认为主要有：①自由基（free radical）的过度形成及"瀑布式"自由基连锁反应；②神经细胞内钙超载；③兴奋性氨基酸的细胞毒作用；④酸中毒；⑤白细胞黏附及浸润等炎性反应。

（三）临床表现

1.一般特点

（1）发病年龄：多见于有动脉粥样硬化的老年人。

（2）发病形式：常在静态发病，部分患者发病前短期内有肢体麻木、无力、头痛或头昏等TIA症状。除大面积脑梗死外，大多数患者意识清楚。

（3）临床有神经功能缺失表现：如瘫痪、感觉障碍或语言障碍。

2.临床类型

（1）完全型：指发病6 h内病情即达高峰，常为完全性偏瘫，病情较严重。

（2）进展型：指发病后血栓逐渐增大，脑缺血、脑水肿的范围继续扩大，症状由轻变重，直到出现对侧完全性偏瘫和意识障碍。症状进展可历时数日至2周以上。

（3）可逆性缺血性神经功能缺失（reversible ischemic neurologic deficit）：指发病后神经功能缺失症状较轻，持续24 h以上，但可以3周内完全恢复，不留后遗症。

3.脑梗死的临床综合征

不同动脉的血栓形成，可出现相应支配区的临床综合征。

（1）颈内动脉闭塞：①交叉性视神经-偏瘫（同侧眼黑矇或永久性视力障碍和对侧偏瘫）；②交叉性交感神经-偏瘫（同侧霍纳综合征、对侧偏瘫）；③三偏综合征（对侧偏瘫、偏身感觉障碍和对侧同向偏盲）；④主侧半球病变时可有失语；⑤非主侧半球病变可出现体象障碍（病觉缺失、自体认识不能）；⑥颈动脉搏动减弱或消失，眼或颈部血管有杂音；⑦主干急性梗死时，如果侧支循环代偿不良，可能出现大面积脑梗死，表现为晕厥或痴呆，甚至脑水肿、脑疝而死亡。

（2）大脑中动脉闭塞

1）主干闭塞：三偏综合征；主侧半球病变时可有失语；非主侧半球病变可出现体象障碍；大面积梗死时，可能出现颅内高压、昏迷，甚至死亡。

2）皮质支闭塞：对侧偏瘫、偏身感觉障碍以面部及上肢为重；主侧半球病变时可有失语；非主侧半球病变可出现体象障碍。

3）深穿支闭塞：对侧上下肢均等性偏瘫，对侧偏身感觉障碍，有的伴偏盲；主侧半球病变时可有皮质下失语。

（3）大脑前动脉闭塞

1）主干闭塞：当病变位于前交通动脉之前，因有对侧代偿可无任何表现；位于前交通动脉之后，对侧中枢性面、舌瘫及偏瘫（下肢重于上肢），对侧偏身感觉障碍；尿潴留或尿急；可出现淡漠、欣快或强握；主侧半球病变时可见上肢失用或Broca失语。

2）皮质支闭塞：以对侧下肢远端为主的中枢性瘫，可伴有感觉障碍；强握及精神症状。

3）深穿支闭塞：对侧中枢性面、舌瘫及上肢轻瘫。

（4）大脑后动脉闭塞

1）主干闭塞：对侧偏盲、偏瘫及感觉障碍，丘脑综合征，主侧半球病变可出现失读症。

2）皮质支闭塞：对侧同向性偏盲、象限盲或皮质盲，而黄斑视力保存（黄斑回避现象）；视觉失认。

3）深穿支闭塞：丘脑穿通动脉闭塞表现为红核丘脑综合征：同侧小脑性共济失调、意向性震颤、舞蹈样不自主运动，对侧感觉障碍；丘脑膝状动脉闭塞表现为丘脑综合征：对侧感觉障碍，以深感觉障碍为主，自发性疼痛、感觉过度、轻偏瘫，共济失调和不自主运动；中脑支闭塞常表现为 Weber 综合征：同侧动眼神经瘫痪，对侧中枢性偏瘫。

（5）椎-基底动脉闭塞

1）主干闭塞：常引起脑干广泛梗死，眩晕、呕吐、共济失调、瞳孔缩小、四肢瘫及意识障碍，甚至死亡。

2）基底动脉尖综合征：因基底动脉尖端分出的两侧小脑上动脉和大脑后动脉受累，出现眼球运动障碍及瞳孔异常、意识障碍，对侧偏盲或皮质盲，严重记忆障碍。

闭锁综合征（locked-in syndrome）：因双侧脑桥基底部梗死出现四肢瘫、双侧面瘫、延髓性麻痹，不言、不吃、不能做各种动作，只能以眼球上下运动来表达自己的意愿，但意识清楚。

（6）小脑后下动脉闭塞综合征：又称延髓背外侧综合征或瓦伦贝格综合征（Wallenberg syndrome）。突然眩晕、恶心、呕吐或眼震（前庭神经核受损），交叉性感觉障碍（三叉神经脊束核及脊丘束受损），霍纳综合征（Horner syndrome）（延髓网状结构受损），吞咽困难（疑核受损），同侧小脑性共济失调（绳状体或小脑受损）。

（四）辅助检查

1. 头颅 CT

起病 24 h 内脑 CT 扫描图像常无改变。24～48 h 后可显示低密度梗死灶及其部位、范围和脑水肿的情况（图 2-1）。

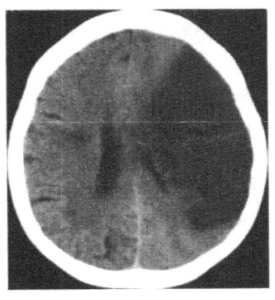

图 2-1 头颅 CT 显示左侧脑梗死

2. CT 灌注成像（computed tomography perfusion，CTP）

是一种简便、快速诊断手段，可在形态学发生改变之前就发现缺血性病灶的部位、范围和程度，且在发病后 30 min 就可以显示病灶，是脑梗死超早期诊断的重要方法之一。

3.磁共振成像（MRI）

可以比脑CT更早发现梗死灶，MRI T_1 显示梗死灶为低信号，T_2 或 flair 像为高信号（图2-2、图2-3）。临床疑为脑干及小脑梗死时，应首选 MRI。

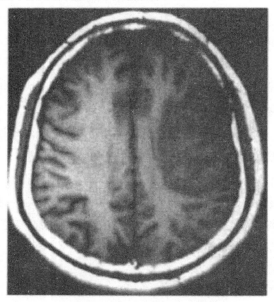

图2-2　头颅 MRI T_1 显示左侧脑梗死

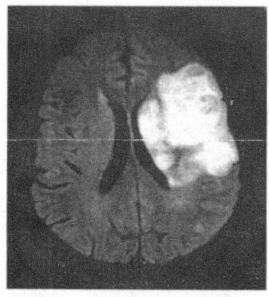

图2-3　头颅 MRI flair 显示左侧脑梗死

4.血管造影

（1）磁共振血管造影（MRA）：是目前最常用的颅内血管狭窄的检测方法，具有无辐射和无创伤的优点。三维时间飞跃（three-dimensional time-of-flight, 3D-TOF）MRA 还有无需注射对比剂的优点。其检测狭窄程度＞50％的颅内动脉的敏感度和特异度都较高（图2-4）。其检测颈内动脉狭窄的敏感度和特异度分别为85.1％和95.6％，检测大脑中动脉狭窄的敏感度和特异度分别为 88.3% 和 96.8%。

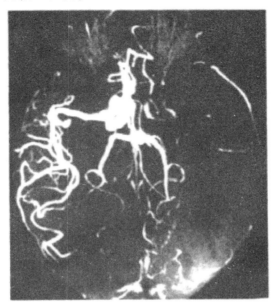

图 2-4 头颅 MRA 显示左侧大脑中动脉闭塞

（2）CT 血管造影（CTA）：可显示颈内动脉系统以及椎基底动脉系统的 1～3 级分支，可立体显示 Willis 环血管及其病变。其检测颅内大血管闭塞的敏感度和特异度均为 100%。判断颅内血管狭窄程度≥50% 的敏感度为 97.1%，特异度为 99.5%，假阳性率为 2.4%。也能准确地显示软斑块的实际大小和斑块表面状况。

（3）数字减影血管造影（DSA）：可真实地显现脑血管形态、结构和循环时间，可以清楚地显示动脉管腔狭窄、闭塞以及侧支循环等，是诊断颅内血管狭窄或闭塞的金标准，也是介入治疗的评价标准。

5. 经颅血管多普勒（TCD）

可测定颅底动脉的病变部位、狭窄程度和血流速度。

6. 单光子发射 CT（SPECT）

可更早发现脑梗死、定量检测脑血流量和反映脑组织的病理生理变化。

（五）诊断及鉴别诊断

1. 诊断要点

①发病多在 50 岁以上；②有动脉粥样硬化及高血压史或 TIA 史；③常静态发病；④局灶体征明显并持续 24 h 以上；⑤脑 CT 或 MRI 发现梗死灶。

2. 鉴别诊断

（1）脑出血：多在活动或情绪激动时急骤起病，常伴血压明显升高，或有意识障碍，部分患者伴脑膜刺激征。腰穿显示脑脊液压力增高，如果出血破入脑室或蛛网膜下腔，脑脊液呈血性。脑 CT 可见脑组织内高密度的出血灶。

（2）脑栓塞：发病年龄不定，起病急，以分、秒计算，无先兆症状。常有栓子来源的疾病，例如风湿性心脏病或冠心病并心房颤动等。有的患者有身体其他部位血管栓塞表现。

（3）颅内占位性病变：某些颅内占位性病变，如硬脑膜下血肿、颅内肿瘤及脑脓肿等发病也较快,出现偏瘫等症状,临床与脑血栓形成相似,此时,主要靠影像学检查鉴别。

(六)治疗

急性期的治疗原则:①超早期溶栓;②增加侧支循环;③消除脑水肿;④促进康复;⑤防止复发。

1.基本治疗

包括维持生命功能、处理并发症等基础治疗。维持呼吸道通畅及控制感染,心电监护,必要时降颅内压。

2.超早期溶栓治疗

通过降解血栓内纤维蛋白和纤维蛋白原来溶解血栓,使动脉再通,恢复梗死区血流,挽救缺血半暗带区尚未死亡的神经细胞。时间窗为起病 6 h 内。

(1)适应证:年龄 75 岁以下,肢体肌力Ⅲ级以下,无明显意识障碍,脑 CT 扫描排除颅内出血、征得患者或家属同意。

(2)禁忌证:近期使用过抗凝剂或凝血酶原时间大于 15 s、血小板总数在 100×10^9/L 以下、治疗前收缩压高于 185 mmHg 或舒张压高于 110 mmHg、大面积脑梗死、深昏迷、病前 3 个月内有脑卒中或头颅外伤、3 周内有消化道出血和尿血史、以往有颅内出血史、2 周内有外科大手术史、脑卒中时有癫痫发作、新近有心肌梗死、血糖低于 2.78 mmol/L 或高于 24.2 mmol/L 及严重心、肝、肾疾病。

(3)并发症:①脑内出血:可以在非梗死区(单纯性脑出血)或闭塞的血管再通后,血管壁渗血(出血性梗死)。处理:应立即停用溶栓药物,同时给予氨基己酸 4～5 g 静脉滴注;②血管再闭塞:发生率为 10%～20%,机制不清;③再灌注损伤及脑组织水肿,后果严重。

(4)常用药物

1)重组型纤溶酶原激活剂(recombinant tissue plasminogen activator,rt-PA):能选择性地与纤溶酶原共同在纤维蛋白表面组合成复合物,从而转化成纤溶酶直接溶解纤维蛋白,对血凝块有特异性溶解作用,很少产生全身纤溶状态和抗凝状态。国外用量:静脉途径 15～150 mg;动脉途径 20～100 mg。美国心脏病学会及美国神经病学会建议,rt-PA 的剂量为 0.9 mg/kg,最大剂量为 90 mg,开始时以总剂量的 10%一次静脉注射,然后 60 分钟静脉滴注。

2)尿激酶(urokinase,UK):静脉用法有两种:①大剂量一日疗法:100 万 U 溶入生理盐水 1000 mL 中,静脉滴注;②小剂量三日疗法:20 万～50 万 U 溶入生理盐水 500 mL 中,静脉滴注,1 次/d。

3.降纤治疗

主要用于合并高纤维蛋白原血症患者,也有用于早期溶栓治疗。

(1)巴曲酶(batroxobin,商品名为东菱迪芙,曾称东菱克栓酶):首次 10 BU 加入生理盐水 100 ml,缓慢静脉滴注,滴注时间 1 h 以上,然后隔日 1 次 5 BU,共 3 次。

(2)去纤酶:降解血栓蛋白,增加纤溶系统活性,抑制血栓形成或促进血栓溶解。应早期应用(发病 6 h 以内)。发病后 24 h 内首次用 10 U,然后隔日 1 次 5 U,共 3 次。

4.抗血小板聚集药

急性期阿司匹林 100～300 mg/d,可降低死亡率和复发率。需注意:在溶栓或抗凝治疗期间不用,避免增加出血的风险(具体详见 TIA 节)。

5.抗凝治疗

主要通过抗凝血,防止血栓扩展和新血栓形成。适用于进展型脑梗死,尤其是椎基底动脉血栓形成。具体详见 TIA 节。达比加群是一种新型的直接凝血酶抑制剂,其疗效与体质量和年龄无关,且无药物间相互作用,无需定期监测凝血指标。

6.脑保护药

主要针对自由基损伤、细胞内钙离子超载、兴奋性氨基酸毒性作用及代谢性酸中毒等进行联合治疗。可采用钙通道阻滞药如尼莫地平(nimodipine);自由基清除剂依达拉奉、维生素 E 和维生素 C;抗兴奋性氨基酸递质和亚低温治疗。

7.抗脑水肿药

大面积脑梗死可出现脑水肿,临床表现为意识障碍、呕吐或血压增高。可选用:①高渗性脱水药:20%甘露醇 125～250 mL,每 8～12 h 1 次,疗程 3～7 d;冠心病、心力衰竭及肾功能不全者慎用;②利尿性脱水药:常用呋塞米,也可与甘露醇合用增强脱水效果,每次 20～40 mg,2～4 次/d,静脉注射;③胶体性脱水药:10%血清白蛋白:每次 50～100 mL,1 次/d,静脉滴注。

8.扩张血管治疗

有研究证明,在急性期,应用扩张血管剂不但不能改善神经功能缺损的状态,反而可使病灶周围非缺血区血管扩张,产生脑内盗血现象,并引起脑组织水肿,加重病情。故主张在发病后 2～3 周使用为宜。

(1)罂粟碱(papaverine):具有非特异性血管平滑肌松弛作用,直接扩张脑血管,降低血管阻力,增加脑局部血流量。用法:60 mg 加入 5%葡萄糖液 500 mL 中,静脉滴注,1 次/d,连用 3～5 d。不宜长期使用,以免成瘾。用药时可能因血管明显扩张导致头痛。

(2)己酮可可碱(pentoxifylline):直接抑制血管平滑肌的磷酸二酯酶,使 cAMP 含量增多而扩张血管;还可抑制血小板和红细胞的聚集。用法:开始剂量 100 mg 加入 5%葡萄糖液 500 mL 中,缓慢静脉滴注,在 90～180 min 内滴完,以后可逐日增加 50 mg,最大剂量为每次 400 mg,1 次/d,连用 7～10 d;或口服每次 100～300 mg,3 次/d,见效后可改为 100 mg,3 次/d,连用 7～10 d。严重的冠心病、新发心肌梗死、高血压、低血压及孕妇禁用。

(3)双氢麦角碱:又称海得琴(hydergine)。该药能直接激活多巴胺和 5-羟色胺受体,还可阻断去甲肾上腺素对血管受体的作用,使脑血管扩张,改善脑微循环。用法:口服每次 1～2 mg,3 次/d,1～3 个月为一个疗程。由于该药可引起直立性低血压,故低血压者慎用。

9.扩容治疗

通过增加血容量,降低血液黏度,改善脑微循环。颅内高压或大面积脑梗死患者禁用。

低分子右旋糖酐,主要阻止红细胞和血小板聚集,降低血液黏度。用法:10%低分子右旋糖酐 500 mL,静脉滴注,1 次/d,10 d 为一个疗程。用药前皮试,阴性者用。心功能不全者慎用或用半量。糖尿病患者慎用,或在控制血糖情况下用药。

10.神经细胞营养药

有三类:①影响能量代谢药如 ATP、细胞色素 C、辅酶 A 及胞磷胆碱等;②影响氨基酸及多肽类药如 γ-氨基丁酸、脑活素等;③影响神经递质及受体的药如麦角溴烟碱及溴隐亭等。近来有研究认为,脑梗死急性期使用影响能量代谢的药物,可使本已缺血的脑细胞耗氧增加,加重脑缺氧和脑水肿。宜在急性期以后用。常用药物有以下两种。

（1）脑活素（cerebrolysin）：主要成分为精制的必需和非必需氨基酸、单胺类神经介质、肽类激素和酶前体。能透过血脑屏障，直接进入脑细胞中，影响其呼吸链，激活腺苷酸环化酶，参与细胞内蛋白质合成。用法：20～50 mL加入生理盐水500 mL，静脉滴注，1次/d，10～15 d为一个疗程。

（2）胞磷胆碱（cytidine diphosphate choline）：胞磷胆碱是合成磷脂胆碱的前体，胆碱在卵磷脂的生物合成中具有重要作用，而卵磷脂是神经细胞膜的重要组成部分。胞磷胆碱还参入细胞核酸、蛋白质和糖的代谢。用法：500 mg加入5％葡萄糖液500 mL，静脉滴注，1次/d，疗程10～15 d，也可肌内注射，每次250～500 mg，1次/d，2周为一个疗程。有兴奋作用，可诱发癫痫或精神症状。

11. 康复治疗

宜早期进行，一旦患者生命体征稳定，即可开始。进行肢体功能锻炼和语言训练，以降低致残率，增进神经功能恢复；还可减少并发症和后遗症如肩周病、肢体挛缩、失用性肌萎缩及痴呆等，提高生活质量。

12. 外科治疗

急性期手术主要是对大面积脑梗死致脑水肿并可能发生脑疝和脑疝早期而还未昏迷的患者，行开颅去骨瓣减压术。部分动脉狭窄或内膜病变的脑血栓形成患者康复后，可酌情考虑进行动脉内膜剥离术、颈动脉扩张术或颅内外动脉旁路移植术、血管内支架置入术等防止再发全脑梗死。

13. 脑卒中单元（stroke unit）

由多科医师参与，将脑卒中的急救、治疗和康复等结合为一体，使患者发病后能够得到及时规范的诊断、治疗、护理及康复，能有效地降低患者的病死率和致残率，提高生活质量，缩短住院时间，减少经济和社会负担。

14. 预防性治疗

针对危险因素进行干预治疗，如肠溶阿司匹林每日50～75 mg或噻氯匹定每日250 mg。有消化道溃疡或出血倾向者慎用。

二、脑栓塞

脑栓塞（cerebral embolism）又称为栓塞性脑梗死，指各种栓子随血流进入脑动脉使血管腔急性闭塞引起相应供血区脑组织缺血坏死及脑功能障碍。

（一）病因和发病机制

根据来源将栓子分为三类。

1. 心源性栓子

最多见，如冠心病、风湿性心脏病伴有快速心房颤动时，左房内附壁血栓脱落而形成的栓子，亚急性细菌性心内膜炎瓣膜上赘生物脱落进入循环而致栓塞。不论是慢性心房颤动或阵发性心房颤动患者，缺血性卒中的发生率为无心房颤动患者的5倍，并且10％～20％的缺血性卒中与心房颤动有关。

2. 非心源性栓子

老年人常见的是主动脉弓及其发出的大血管动脉粥样硬化斑块和附着物脱落或肺静脉血栓形成引起的血栓栓塞，另外有脂肪栓子和气体栓子等。

3.来源不明的栓子

当栓子进入血管向远端移行至比栓子直径小的动脉时,就发生阻塞,引起以下变化:被阻塞的动脉远端发生急性血流中断,相应供血区脑组织缺血、变性、坏死和水肿;受栓子的急性刺激,该段动脉和周围小动脉反射性痉挛,引起相应供血区缺血及其周围的痉挛动脉区也缺血,使脑缺血范围扩大;动脉内的栓子向近心端延长,造成继发性血栓,也可能使脑缺血加重。

(二)病理

脑栓塞多见于颈内动脉系统,特别是大脑中动脉。脑栓塞的病理改变与脑血栓形成基本相同。但由于栓子常为多发且易破碎,故梗死灶常为多部位。因纤维蛋白溶解酶随血液进入栓塞处使血块溶解,继而血流恢复,但原栓塞处血管壁已经坏死,故易出血而发生出血性梗死。此外,还可能发现肺、肾等脏器的栓塞。

(三)临床表现

1.原发疾病表现

老年人以冠心病或心肌梗死性脑栓塞多见,其次为风湿性心脏病脑栓塞,均有原发疾病的表现。

2.脑栓塞起病急骤

脑栓塞是所有脑血管病中发病最快的。大多数患者无前驱症状,起病后数秒或很短时间内症状发展到高峰,表现为完全性卒中。个别患者在数日内呈进行性恶化。

3.脑部受损的表现

多数患者意识清楚或仅有轻度意识障碍。大动脉主干栓塞的大面积梗死可能发生脑水肿、昏迷。癫痫发作较其他脑血管病多见。栓塞后的脑部症状,根据栓塞动脉而定,例如栓塞发生在大脑中动脉,出现失语(主侧)、偏瘫、偏身感觉障碍或癫痫发作;栓子进入椎-基底动脉系统,表现眩晕、共济失调、交叉瘫及延髓性麻痹等。

4.其他脏器表现

部分患者有脑外多处栓塞证据,如肺栓塞出现胸痛、咯血;肾栓塞有腰痛、血尿;下肢动脉栓塞时,下肢动脉搏动消失、下肢疼痛等。

(四)辅助检查

1.影像学检查

脑CT可见脑内低密度影,如为出血性梗死,则在低密度区内有高密度阴影。还可显示梗死的部位、大小及数量等。MRI显示梗死灶呈T_1低信号,T_2高信号。MRA可直接发现栓塞血管的部位。

2.脑脊液检查

大多数患者脑脊液压力、常规及生化检查正常。大面积脑梗死导致脑水肿时脑脊液压力可增高。出血性梗死累及蛛网膜下腔时可呈血性脑脊液。感染性脑栓塞者脑脊液白细胞增高。脂肪栓塞者脑脊液可见脂肪球。

3.心电图检查

应作为常规检查项目。因多数患者栓子来源于心脏,心电图可发现心律失常、心肌梗死或冠状动脉供血不足等表现。

4.颈动脉超声检查

可发现颈动脉管腔狭窄及颈动脉斑块,对血栓-栓塞性脑梗死有提示意义。

(五)诊断及鉴别诊断

1. 诊断

应根据骤然发生的局灶定位体征来进行判断,如偏瘫、偏身感觉障碍、失语及抽搐发作等;发现有栓子来源的疾病更有助于诊断;脑 CT 及 MRI 可见缺血性梗死或出血性梗死灶。

2. 鉴别诊断

注意与脑出血及瘤卒中等鉴别。

(六)治疗

1. 脑栓塞的治疗

基本上与脑血栓形成的治疗原则相同,如减轻脑水肿、改善脑循环、抢救缺血半暗带和防治并发症等,但出血性脑梗死和感染性心内膜炎禁用抗凝药。大面积脑梗死致脑水肿伴心功能不全者,禁用甘露醇,可以改用呋塞米或甘油果糖。

2. 原发病的治疗

治疗原发病有利于脑栓塞的恢复和防止复发。①风湿性心脏病和先天性心脏病,有手术指征者,应积极手术根治;②心房颤动患者用抗心律失常药物或电复律治疗。对于心房颤动高危人群,例如有二尖瓣狭窄、人工瓣膜置换术、卒中、TIA 或系统性栓子病史,应使用华法林并控制其 INR 于 2～3。如果患者年龄大于 75 岁,有高血压、糖尿病、心力衰竭或心脏射血分数小于 0.35,这四项中有任何两项或两项以上,应使用华法林预防性治疗。不符合上述情况的低危心房颤动患者,则每日预防性地服用低剂量阿司匹林;③感染性脑梗死要选择针对性抗生素足量彻底地治疗;④脂肪栓塞可用扩容药、5％碳酸氢钠注射液 250 mL 静脉滴注,1～2 次/d;⑤气栓患者应取头低左侧卧位;⑥减压病应立即行高压氧治疗,使气栓减少,脑含氧量增加。

(七)预后

大面积脑梗死合并严重脑水肿、脑疝患者,急性期死亡率高,为 5％～15％;存活者多有严重的后遗症,少数患者可完全恢复。如栓子的来源不能消除,多数患者可能复发。

三、腔隙性脑梗死

腔隙性脑梗死(lacunlar infarction)是脑梗死的一种类型,占脑卒中的 20％,系直径为 100～200 μm 的深穿支闭塞而发生深部脑组织直径 1.0 cm 以内的微梗死灶。多位于基底核区、放射冠区及脑干。不同部位的腔隙梗死,其临床综合征不同。但有少数人仅脑 CT 或 MRI 显示腔隙性梗死而无临床表现,称为静止性或无症状性腔隙性梗死。Fisher 通过大量病理学研究,于 1965 年首次对腔隙性脑梗死进行报道。

(一)病因和发病机制

腔隙性脑梗死 90％是高血压所致的脑内细小动脉病变,其次是糖尿病和高血脂。长期高血压造成脑内小动脉血管壁变性、纤维素样坏死、管腔变窄,导致相应的脑组织缺血、坏死以及软化。随着病程的进展,软化灶的坏死组织被清除而遗留小的囊腔。

(二)临床表现

1. 发病年龄在 50～70 岁。

2. 大多起病突然,少数为亚急性,有的甚至是意外发现。

3. 因腔隙梗死发生的部位不同,其临床表现不同。Fisher 提出的腔隙综合征有 21 种。

临床表现较有特点和常见的有如下六种。

(1)纯运动性轻偏瘫(pure motor hemiparesis):占腔隙性脑梗死的60%。突然一侧面、上下肢无力,不伴或很少伴有感觉障碍。病灶多在内囊后肢、脑桥基底部或放射冠的中前方。多数在发病数周后完全恢复,个别遗留肢体瘫痪。

(2)纯感觉性卒中(pure sensory stroke):偏身感觉异常,表现为麻木、触电样感、冷和酸胀感等。很少或不伴有运动障碍。病灶在丘脑腹后核。

(3)感觉运动性卒中(sensorimotor stroke):偏身无力,伴同侧偏身感觉异常,可为纯感觉性卒中合并纯运动性轻偏瘫。病灶在内囊后肢和丘脑腹后外侧核。

(4)构音障碍-手笨拙综合征(dysarthric-clumsy hand syndrome):突然构音障碍、吞咽困难,病变同侧手精细动作笨拙,但无明显的肢体瘫痪,可有对侧中枢性面、舌轻瘫。病灶在脑桥基底部或内囊膝部。

(5)共济失调性轻偏瘫(ataxic-hemiparesis):为病变对侧突然下肢为重的轻偏瘫,伴同侧肢体明显共济失调。病灶主要在放射冠或脑桥基底部。

(6)腔隙状态(lacunar state):可见于少数患者反复发作后,在脑深部特别是双侧锥体束和基底核等部位形成腔隙灶群集。临床表现为假性延髓性麻痹、双侧锥体束征、严重精神障碍、类帕金森综合征和大小便失禁。

此外,临床还有少见而不典型的表现,如偏侧舞蹈症或纯肢瘫不伴面瘫等。有的反复发作伴精神障碍、智能减退或大小便障碍等。

(三)辅助检查

1.血生化检查

主要是协助查找病因,如检测血糖和血脂,了解有无糖尿病和脂血症。

2.心电图检查

了解有无心律失常和心肌缺血等。

3.影像学检查

脑CT和MRI扫描均可发现腔隙性梗死,MRI阳性率较CT高,并且可发现脑干或小脑的病灶。CT扫描单个或多个梗死灶呈小的低密度影,边界清晰,无占位效应,增强时可见轻度斑片状强化。MRI显示病灶为T_1等信号或低信号和T_2高信号,阳性率几乎达到100%。

(四)诊断及鉴别诊断

1.诊断

目前国内还无统一的诊断标准,可参考以下标准:有高血压病、糖尿病、脂血症等病史的老年人突然发病;临床表现符合腔隙综合征之一;脑CT或MRI检查发现脑内有腔隙梗死灶,并能排除其他疾病时,可做出诊断。少数在发病48 h内影像学检查未发现病灶,则应在第3 d复查,可能显示病灶。

2.鉴别诊断

腔隙综合征大多数是梗死,但也可见于小量脑出血、感染性疾病、寄生虫病或转移瘤,主要靠影像学检查,或病原学鉴别。

(五)治疗

1.急性期

基本与脑梗死治疗相同。但是禁用抗凝药,以免发生脑出血。

2. 病因治疗

急性期后或偶然发现的腔隙性梗死而无临床表现者,要重视查找病因,针对病因进行治疗,如控制高血压、治疗心脏病或降低高血脂。

3. 预防性治疗

部分腔隙性梗死患者首次发作,甚至第二次发作预后均良好,但易复发,故要进行预防性治疗。常用的药物有:肠溶阿司匹林每日 50～75 mg,银杏叶提取物及尼莫地平等钙通道阻滞药。

四、脑分水岭梗死

脑分水岭梗死(cerebral watershed infarction)指脑内相邻的较大血管供血区之间即边缘带(border zone)的一种局部缺血性损伤,临床出现相应的神经功能障碍。脑分水岭梗死占缺血性脑血管病的 10%。

(一)病因和发病机制

1. 低血压及低血容量

其原因有严重的心律失常,外科手术失血过多,各种原因引起的休克、降压药、麻醉药或血管扩张药使用不当等。这些原因可使血压降低,血流缓慢,导致远端血管血流减少,使脑组织缺血梗死,常为多发或双侧,易发生在大脑前动脉与大脑中动脉之间的分水岭区。

2. 微栓子

微栓子易进入远端血管,常在脑皮质血管分支,以大脑前动脉与大脑中动脉之间的分水岭区多见。

3. 脑血管病变

脑动脉硬化、血栓性闭塞性脉管炎既可使血管壁病变,还可使颈动脉狭窄及闭塞,当狭窄超过正常管腔的 50%,又同时有低血压,很容易发生脑分水岭梗死。

(二)病理

脑分水岭梗死多发生在脑皮质,特别是大脑前动脉与大脑中动脉之间的边缘带。典型病灶呈楔形,尖端朝向侧脑室,底面朝向脑的内表面。病理过程及组织学改变与脑血栓形成相同。

(三)临床表现

发病年龄多在 50 岁以上,50% 的患者有高血压病史,其次有 TIA 史、冠心病或糖尿病史,少数有晕厥史。

急性起病,有的在体位改变时发病(由坐位或卧位变为直立位),一般无意识障碍,可有偏瘫或单瘫,语言障碍,精神症状、智能改变或尿失禁等。

具体临床表现依受损部位不同而异。Bogouss 等根据影像学改变、临床局部表现和梗死部位将脑分水岭梗死分为四型:①前分水岭梗死:发生在大脑前动脉与大脑中动脉皮质的边缘带,表现为除面部以外的轻偏瘫,以下肢明显,可伴感觉障碍或 Broca 失语及精神、情绪改变;②后分水岭梗死:发生在大脑中动脉与大脑后动脉皮质的边缘带,表现为偏盲或下象限盲、Wernicke 失语、失用及皮质感觉障碍等;③皮质下分水岭梗死:发生在大脑中动脉皮质支与深穿支的边缘带,主要表现为轻偏瘫或偏身感觉障碍等;④小脑分水岭梗死:少见,发生在小脑主要动脉末端的边缘区,可有轻度小脑性共济失调症。

(四)辅助检查

1. 脑 CT

在脑血管分水岭区,有尖端朝向侧脑室,底面向脑的内表面的楔形低密度影。基底核区病灶为片状低密度影。

2. 脑血管造影

可显示为两条相邻血管末端闭塞或狭窄。

(五)诊断

基本同脑血栓形成。但多数患者有低血压或反复一过性黑矇史。临床症状相对轻,多无意识障碍。影像学显示分水岭梗死特征。

(六)治疗

脑分水岭梗死治疗同脑血栓形成。但要注意病因治疗,如纠正低血压,治疗休克或心脏病。

(七)预后

脑分水岭梗死预后较好,后遗症少且轻,一般不会直接导致死亡。

第三节 脑出血

脑出血(intracerebral hemorrhage)指原发于脑实质内的非外伤性出血。老年人出血性脑血管病中仍以脑出血为多见。近年报道,年发病率达 81/10 万,患病率 60 岁以上为 250/10 万。患病率和病死率随年龄增长而增加。在 55～80 岁人群中,每隔 10 年发病率增加 1 倍,年龄超过 70 岁发生脑出血的相对危险性相当较高。存活者中 80％～95％遗留神经功能损害。本病是影响老年人健康的最严重疾病。

一、病因和发病机制

1. 病因

首先最多见的是高血压,脑出血患者中,80％～90％患有高血压病史。高血压患者如果长期不进行正规的控制血压治疗,10 年后有 50％以上的患者发生脑出血,65 岁以上的老年人,抗高血压治疗可使脑出血的危险度降低 46％;其次是动脉瘤、动-静脉畸形血管破裂;少见病因有血液病、动脉炎、淀粉样血管病、肿瘤、应用抗凝药及溶栓药等。

2. 发病机制

可能有以下几种。

(1)微动脉瘤破裂。由于长期高血压使脑实质内小的深穿支张力增大,动脉平滑肌纤维变性,引起动脉壁强度和弹性降低,局部管壁变薄弱并向外突出,逐渐形成微动脉瘤,特别是基底核豆纹动脉。当血压波动较大时,这些微动脉瘤破裂而引起脑出血。

(2)长期高血压造成脑小动脉内膜破裂受损,血管渗透性增高,血液中脂质通过受损的内膜进入内膜下发生脂质沉积,管壁呈脂肪玻璃样变或纤维素样坏死,弹性降低,脆性增高,当血压骤升,就会引起坏死的小动脉破裂出血。

(3)长期高血压使小动脉壁上的滋养小血管发生病变而破裂,使该动脉壁内形成夹层动脉瘤，如果血压突然升高，血液可能穿破管壁的外层进入脑实质。

（4）脑血管解剖结构特点。脑内动脉壁薄弱、中层肌细胞及外膜结缔组织均少，且无外弹力层。因此，在长期高血压冲击下，容易出血。

（5）豆纹动脉自大脑中动脉近端呈直角分出，受高压血流冲击易发生粟粒状动脉瘤，导致破裂出血。

二、临床表现

1. 老年人脑出血的特点

由于老年人有不同程度的脑萎缩，脑细胞代偿能力也差，所以脑出血时，即使出血范围同中青年一样，但临床表现远较中青年人为重，并且恢复也差。另外，老年人多脏器功能差，脑出血时易出现并发症，使病情复杂，病死率高。

2. 基本表现

老年人脑出血常因情绪激动、大便用力或饮酒过度而诱发。在气温骤变和寒冷季节发病较多。发病突然，多在数分钟或数小时内症状达到高峰，出现全脑症状，有剧烈头痛、呕吐及意识障碍。病情程度主要视出血部位、出血量及机体反应而异。局灶性体征表现为瘫痪、感觉障碍、颈项强直和失语等。严重者生命体征如呼吸、脉搏及血压有不同程度的改变。

3. 不同病变部位的临床表现

（1）基底核区出血：占全部脑出血的70%。由于出血常累及内囊，所以又称为内囊区出血，可再分为壳核出血和丘脑出血。

1）壳核出血：多由豆纹动脉，尤其是其外侧支破裂出血所致。表现为突发的病灶对侧的面瘫、舌瘫和肢体瘫；对侧偏身感觉减退或消失；对侧同向偏盲。主侧半球受损可有失语。出血量小者，无意识障碍，只有偏瘫和（或）偏身感觉障碍，恢复较好。出血量大者，有意识障碍。

2）丘脑出血：由丘脑膝状动脉和丘脑穿通动脉破裂所致。也表现为突发病灶对侧偏瘫、偏身感觉障碍与偏盲的"三偏综合征"。破入脑室者，常出现意识障碍，瞳孔改变，凝视麻痹，完全性弛缓性偏瘫，高热、抽搐，甚至死亡。出血量少者，除了感觉障碍外，无其他表现。

（2）脑桥出血：占脑出血的10%，多由基底动脉脑桥支破裂所致。临床表现为突然头痛、呕吐、眩晕、交叉性瘫。大量出血（出血量大于5 mL）累及双侧被盖和基底部，常破入第四脑室，患者迅速昏迷、双侧瞳孔针尖样小、呕吐咖啡渣样胃内容物、中枢性高热、呼吸障碍、眼球浮动、四肢瘫痪和去脑强直发作甚至死亡。小量出血可无意识障碍，仅表现为交叉性瘫痪、共济失调，凝视麻痹或一个半综合征等，预后良好，有的仅遗留较轻的偏瘫，有的甚至可以完全恢复正常。

（3）小脑出血：占脑出血的10%。多由小脑上动脉破裂所致。表现为眩晕、频繁呕吐、枕部剧烈痛和共济失调、小脑性语言、眼球震颤，但无肢体瘫痪。出血量大者，有脑干受压体征如交叉性瘫痪、两眼凝视病灶对侧及病理反射等。暴发型则常突然昏迷、可在数小时内死亡。

（4）脑叶出血：占脑出血的10%。老年人多由高血压引起，还可因脑血管淀粉样变性或脑动静脉畸形等所致。常表现为头痛、呕吐、脑膜刺激征及出血脑叶的局灶定位体征。具体临床表现主要取决于出血部位及出血量。出血以顶叶最常见，表现有偏身感觉障碍、空间构象障碍。颞叶出血表现为精神症状或对侧上象限盲，优势侧出血有Wernicke失语。枕叶出血，表现为视物模糊、同向偏盲或象限盲及黄斑回避。额叶出血可有偏瘫或摸索征等，优势侧出血可有 Broca 失语。少数患者无脑叶的定位体征。

(5)脑室出血:占脑出血的 3%～5%,因脑室内脉络丛动脉或室管膜下动脉破裂出血,血液直接流入脑室内所致,称为原发性脑室出血。多数患者为小量出血,表现头痛、呕吐及脑膜刺激征,一般无意识障碍及局灶定位体征。出血量大者,迅速昏迷、频繁呕吐、针尖样瞳孔、四肢弛缓性瘫痪及去脑强直发作等,病情危重,多迅速死亡。

三、辅助检查

1.脑 CT 检查

为首选检查,能清楚、准确地显示血肿部位、大小及形态,是否破入脑室,血肿周围有无水肿带及占位效应、脑组织移位和梗阻性脑积水等。脑出血在 CT 上为边界清楚、均匀的高密度病灶,CT 值为 60～80 Hu,周围有圈状低密度水肿带(图 2-5)。大血肿可见占位效应。3～7 d 后,血红蛋白破坏,纤维蛋白溶解,高密度区向心缩小,此时边缘模糊,周围低密度区扩大。2～4 周后,形成等密度或低密度灶。2 个月左右,血肿软化成囊腔。脑室出血 CT 显示脑室内充填有高密度病灶(图 2-6),大量出血时脑室可呈"铸型"样改变。

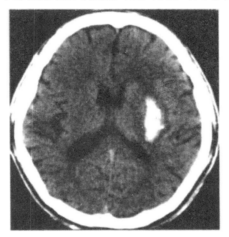

图 2-5　头颅 CT 显示脑基底核区出血

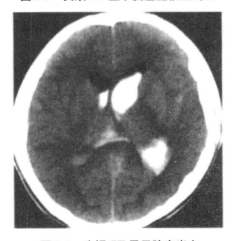

图 2-6　头颅 CT 显示脑室出血

2.MRI 检查

①超急性期(<24 h):血肿为长 T_1、长 T_2 信号;②急性期(24~48 h):血肿为等 T_1、短 T_2 信号;③亚急性期(3 d 至 2 周):血肿为短 T_1、长 T_2 信号;④慢性期(>3 周):血肿为长 T_1、长 T_2 信号。MRI 对急性期的幕上及小脑出血的诊断价值不如 CT,对脑干出血优于 CT。

3.脑血管造影

方法有 CTA、MRA 和 DSA,可以清楚地显示异常血管和造影药外漏的破裂血管及部位,适用于疑为脑血管畸形、动脉瘤及血管炎的患者。CTA 和 MRA 检查仅是诊断方法,不能进行介入治疗。DSA 检查不仅可以作为诊断手段,而且在发现病灶并有适应证时,还可同时进行介入治疗。不足的是,DSA 为有创伤性检查,且对肾功能有一定要求。

4.脑脊液检查

可发现颅内压增高、脑脊液呈洗肉水样。此项不可作为常规检查。因为有诱发脑疝的危险,仅适用于不能进行脑 CT 检查并且临床无颅内压增高的患者。

5.辅助检查

血、尿、粪便检查及肝功能、肾功能、凝血功能、心电图检查可协助查找病因及观察病情。

四、诊断及鉴别诊断

1.诊断

50 岁以上的高血压患者,在活动或情绪激动时突然头痛、迅速偏瘫、感觉障碍、失语或昏迷,脑 CT 检查发现脑组织内高密度出血灶即可确诊。

2.鉴别诊断

(1)脑梗死:大面积脑梗死与脑出血临床上不易区别。鉴别点主要是脑梗死发病时首诊血压较发病前增高的现象没有脑出血的明显;较少见到脑膜刺激症状,如头痛、呕吐或抽搐;意识障碍少见。脑 CT 或 MRI 检查可见梗死灶。

(2)蛛网膜下腔出血:突发剧烈头痛、呕吐,脑膜刺激征阳性,血性脑脊液。一般无偏瘫。脑 CT 检查在脑沟、脑池等部位有高密度出血征象。

(3)某些全身性疾病:如糖尿病、尿毒症、药物中毒、一氧化碳中毒、肝性脑病、急性酒精中毒或低血糖也可有脑部受损表现。仔细询问病史可发现患者平时有原发病的表现。血液学检查有助于鉴别诊断。

五、治疗

1.内科治疗

治疗原则是防止继续出血,降低颅内压,防治并发症,减少神经功能残废程度和降低复发率。

(1)一般处理

1)原则上就地抢救:绝对卧床,保持环境安静及大小便通畅,尿潴留可留置导尿管并定时膀胱冲洗。严密观察瞳孔、意识变化及血压、呼吸、心率等生命体征。

2)保持呼吸道通畅:使动脉血氧饱和度维持在 90% 以上。痰多不易咳出或吸出时,应及早做气管切开术。

3)保证营养供给:有意识障碍、消化道出血者,宜禁食 24～48 h,然后酌情放置胃管给予鼻饲,保证每日营养的需要量,同时可了解胃出血情况。

4)注意水电解质平衡和营养:不能进食者,输液量一般每日 2000 mL 左右,速度不宜过快,以免引起心力衰竭。补充氯化钾每日 1～3 g。能进食或鼻饲后,输液量适当减少。

5)降低体温:低温可降低脑代谢率,延迟 ATP 的消耗,并减少酸性代谢产物的堆积。体温的降低与脑代谢率的变化成线性关系。体温每下降 1 ℃,颅内压和脑代谢分别下降5.5%和 6.7%。当体温降至 32 ℃时,颅内压下降 27%,脑代谢降低 50%左右。肛温维持在 32 ℃较适宜。物理降温可在大血管处如颈、腋下或腹股沟区放置冰袋,戴冰帽等。高热时还可用适量吲哚美辛降温,但要防治由此引起的出汗过多及虚脱。

6)预防感染:脑出血患者卧床后,特别是有意识障碍者易发生呼吸道、泌尿道感染及压疮,要注意护理,勤翻身、拍背等。

(2)降低颅内压:因脑出血形成的血肿可增加颅内的容量,血肿周围水肿可增加颅内液体量,血肿压迫或脑室出血直接影响脑脊液循环系统造成阻塞性脑积水等都可导致颅内压增高。颅内压增高约在脑出血后 48 h 达到高峰,维持 3～5 d 后逐渐消退,有的可持续 2～3 周或更长时间。

1)甘露醇:20%甘露醇每次 125～250 mL,快速静脉滴注,30 min 内滴完,用药 20～30 min后颅内压开始下降,可维持 4～6 h。每 6～8 小时 1 次,疗程 7～10 d。如有脑疝形成征象,可快速加压经静脉或颈动脉注射,起暂时缓解症状作用,为进一步处理提供时间;冠心病、心力衰竭及肾功能不全者慎用。用药期间注意补充水及电解质。具体用量及间隔时间应根据病情而定。

2)利尿药:如果患者心肾功能不全,不宜用甘露醇时,可用呋塞米。每次 20～40 mg,2～4 次/d,静脉注射。注意水及电解质平衡。

3)白蛋白:通过提高血液胶体渗透压达到脱水效果,但价格高。白蛋白每次 50～100 mL,1 次/d,静脉滴注。

4)激素:适用于出血量较大、颅内压增高明显、意识障碍较重或有脑疝时。可选用地塞米松每日 10 mg,静脉滴注。糖尿病、消化道出血或严重感染未控制的患者禁用。

(3)控制血压

1)高血压:脑出血患者大多伴有不同程度的高血压,这可加重脑出血的病情。因此,要及时、适当地降血压治疗。应根据高血压的原因做不同的处理:原来血压就较高,发病后血压更高,采用降压药;如果平时血压不高或不很高,发病后血压明显增高,可能是颅内压增高引起血管加压反应所致,此时首先降颅压处理;如果因患者恐惧、烦躁、头痛或大小便潴留所致的反应性高血压,应对症处理,如心理安慰、使用镇痛镇静剂及保持大小便通畅等。采用降压药物时,要根据病前有无高血压、病后血压情况等确定最适血压水平。血压不能降得太低,以免影响脑灌注压。降压速度不可太快。收缩压 180 mmHg 以内或舒张压 105 mmHg 以内可观察而不用降压药;收缩压 180～230 mmHg 或舒张压 105～140 mmHg 可口服卡托普利、美托洛尔等降压药。急性期后颅内压增高不明显而血压持续升高者,应进行系统的抗高血压治疗。

2)低血压:急性期血压骤然下降时,提示病情危重,应及时给予多巴胺、间羟胺等升压药。

(4)止血药:目前认为,止血药对高血压性脑出血并无效果。因为脑组织的限制作用和高血压性脑出血患者凝血机制正常,出血后短期内大部分患者血液很快凝固,能堵塞破裂的血管,就诊时出血已经停止。如果是凝血机制障碍引起的脑出血或伴有消化道出血,可选用止血药如氨基己酸或氨甲苯酸。

(5)脑代谢促进药物:在脑水肿基本消退时,可使用促进脑代谢的药物,以利于脑功能的恢复,减少后遗症。可选用胞磷胆碱。

(6)并发症的防治

1)感染:发病早期、病情较轻的患者如无感染证据,可不用抗生素;合并意识障碍的老年患者可给予预防性抗生素。感染时根据经验或痰培养、尿培养及药物敏感试验结果选用抗生素。

2)应激性溃疡:可致消化道出血。预防可用 H_2 受体拮抗药,如西咪替丁每日 0.2~0.4 g,静脉滴注;雷尼替丁 150 mg 口服,1~2 次/d;奥美拉唑 20~40 mg 口服或静脉注射;一旦出血,可口服或经胃管给去甲肾上腺素 4~8 mg 加冷盐水 80~100 mL;若内科治疗无效,可在内镜直视下止血;同时补液或输血以维持血容量。

3)癫痫发作:以全面性发作为主,频繁发作者可缓慢静脉注射地西泮 10~20 mg,或苯妥英钠 15~20 mg/kg 控制发作。

4)中枢性高热:先行物理降温,效果不佳者可用多巴胺能受体激动药如溴隐亭每日 3.75 mg,逐渐加量至每日 7.5~15 mg,分次服用。

5)下肢深静脉血栓形成:表现为肢体进行性水肿及发硬,一旦发生,应行 B 超检查以证实,并给予普通肝素 100 mg 静脉滴注,1 次/d,或低分子肝素 4000 U 皮下注射,2 次/d。预防方法:勤翻身、抬高或按摩瘫痪肢体。

6)抗利尿激素分泌异常综合征:又称稀释性低钠血症,因经尿排钠增多,血钠降低,可加重脑水肿,应限制水摄入量在每日 800~1000 mL,补钠每日 9~12 g。低钠血症宜缓慢纠正,否则可导致脑桥中央髓鞘溶解症。

7)脑耗盐综合征:心钠素分泌过高可导致低血钠症,应适量输液补钠。

2. 外科治疗

对挽救重症患者的生命及促进神经功能恢复有益。原则上意识清楚和中、深度昏迷者不适合手术治疗。有手术适应证者,宜在超早期(发病后 6 h 内)进行,疗效较好。

(1)手术适应证:下列患者无心、肝、肾等重要脏器的明显功能障碍时,可考虑手术治疗。

1)小脑半球的出血量>10 mL、蚓部出血量>6 mL、血肿破入第四脑室或脑池受压消失,出现脑干受压症状或急性阻塞性脑积水征象者。

2)幕上血肿,出血量>30 mL,CT 显示有明显占位效应或中线结构移位超过 1 cm 者。

3)深部脑出血破入脑室或脑室出血导致梗阻性脑积水者,可行脑室外引流术。

4)脑出血患者逐渐出现颅内高压伴脑干受压的体征,或有动眼神经麻痹者,可去骨瓣减压。脑叶出血,特别是动静脉畸形所致和占位效应明显者。

(2)手术禁忌证:脑干出血、大脑深部出血以及淀粉样血管病导致脑叶出血不宜手术治疗。多数脑深部出血病例可破入脑室而自发性减压,且手术会造成正常脑组织破坏。

(3)常用的手术方法:①开颅清除血肿或减压术;②颅骨钻孔抽吸清除血肿;③脑室穿刺外引流术;④去骨瓣减压术。

3.康复治疗

脑出血患者病情稳定后,宜尽早进行康复治疗,详见脑血栓形成。如果患者出现抑郁情绪,可及时给予抗抑郁药物治疗和心理支持。

六、预后

预后与出血量、部位、病因及全身状况有关。死亡的主要原因有脑水肿、颅内高压及脑疝及脑-内脏(脑-心,脑-肺,脑-肾)综合征。

第四节 老年帕金森病

帕金森病(Parkinson disease,PD)由英国医师 James Parkinson 于 1817 年首先描述,是一种常见的中老年神经变性疾病,以黑质多巴胺(dopamine,DA)能神经元变性缺失和路易小体(Lewy body)形成为病理特征,临床表现以静止性震颤、运动迟缓、肌强直和姿势步态异常为主要特征。65 岁以上的老年人群患病率为 2%。男性稍高于女性。

一、病因

本病的病因和发病机制十分复杂,至今仍未彻底明了,可能与下列因素密切相关。

1.年龄增加

本病主要发生于 50 岁以上的中老年人,40 岁以前极少发病,60 岁以上发病明显增多,提示年龄增加与发病有关。随着年龄的增加,黑质多巴胺能神经元数目逐渐减少,纹状体内多巴胺递质水平逐渐下降,纹状体的 D_1 及 D_2 受体逐年减少,酪氨酸羟化酶和多巴脱羧酶活力亦减低。而实际上,只有当黑质多巴胺能神经元数目减少 50% 以上,纹状体内多巴胺递质含量减少 80% 以上,临床上才会出现帕金森病的运动障碍症状。正常的神经系统老化并不会达到这一水平,故年龄增加只是帕金森病发病的一个促发因素。

2.环境因素

20 世纪 80 年代发现人工合成的一种吡啶衍生物 1-甲基-4-苯基-1,2,3,6-四氢吡啶(MPTP)可引起帕金森病的病理改变及临床症状,而且对左旋多巴也有较好的治疗反应。随后,在灵长类、猫、狗和小鼠等动物实验证明 MPTP 可选择性地引起黑质致密区多巴胺能神经元损伤,黑质-纹状体内的多巴胺递质排空。研究 MPTP 的神经毒理发现,MPTP 在脑内星形胶质细胞中经 B 型单胺氧化酶作用转变为有毒性的甲基-苯基-吡啶离子(MPP^+),后者经多巴胺能神经元的转运蛋白摄取后聚集在线粒体内,产生过量的氧自由基,抑制线粒体呼吸链复合物的活性,使 ATP 生成减少,并促进自由基生成和氧化应激反应,导致多巴胺能神经元变性死亡。现有较多的流行病学调查结果显示,环境中与 MPTP 分子结构相类似的工业或农业毒素可能是帕金森病的病因之一。

3.遗传因素

帕金森病患者中绝大多数为散发病例,仅 5%～10% 为家族性帕金森病。家族性帕金森病虽少见,却为研究帕金森病的遗传因素提供了极好的机会和条件。越来越多的证据表明,多种遗传危险因素同样也很重要。现已经在家族性帕金森中确定了 13 个与帕金森病相关的基因,并分别命名为 PARK1～13,其中 α-突触蛋白(alpha-synuclein,α-SYN)基因是常染色体显性遗传基因。此外,UCH-L1(PARK5)、LRRK2(PARK8)和 HTRA2(PARK13)一直被认为是常染色体显性遗传的成因基因,而 Parkin(PARK2)、PINK1(PARK6)、DJ-1(PARK7)和 ATP13A2(PARK9)一直被认为是常染色体隐性遗传的成因基因。α-SYN 基因,又称 PARK1 基因,位于 4 号染色体长臂 4q21.3～23。在确定 α-SYN 与大家族性帕金森病连锁后,利用抗 α-SYN 抗体进行免疫组化染色发现 Lewy 小体(帕金森病的病理标志)中含有大量的 α-SYN,这表明 α-SYN 与 Lewy 小体形成之间的关系。α-SYN 是帕金森病的发病机制中最重要的蛋白,因为它是 Lewy 小体的主要结构成分。α-SYN 聚集与 Lewy 小体的形成及多巴胺能神经元的死亡密切相关。Parkin 基因,又称 PARK2 基因,位于 6 号染色体长臂 6q25.2～27。Parkin 基因突变是常染色体隐性遗传型帕金森病的最常见的原因,Parkin 基因突变导致 Parkin 的泛素 E3 连接酶活性丢失,使泛素水解酶路径异常,影响蛋白的降解,导致多巴胺能神经元的死亡。

二、发病机制

1. 线粒体功能缺陷

脑对能量供给的改变非常敏感,线粒体 DNA(mitochondrial DNA,mtDNA)的突变可影响其所编码的线粒体呼吸链复合物的功能,使线粒体能量产出降低,最终影响脑的功能。mtDNA 呈裸露状态,没有蛋白保护,缺乏修复系统,易于发生突变,黑质细胞在氧化应激时,突变更容易发生。尸检表明,帕金森病患者的黑质和血小板线粒体复合物 I 活性降低。实验证实帕金森病病变的 MPTP 神经毒性机制是由于 MPTP 的代谢产物 MPP^+ 抑制了黑质细胞呼吸链复合物 I 的活性,使 ATP 合成障碍,活性氧增加,造成胞内蛋白质、脂质、DNA 的氧化损伤和断裂,mtDNA 发生突变,细胞凋亡程序启动。线粒体是细胞凋亡的"主开关",当其通透性转变孔开放时,可释放细胞色素 C、凋亡诱导因子、Ca^{2+} 以及膜间隙中的胱冬肽酶原等凋亡因子,激活胱冬肽酶,水解核染色质,或作用于其他 Ca^{2+} 依赖性蛋白,使细胞整体结构破坏、功能紊乱,最终产生凋亡小体而凋亡。

2. 氧化应激

当细胞产生的活性氧的水平超过生理需要时,可通过对 DNA、蛋白质和脂质的氧化降解,影响细胞结构及功能。氧化应激是氧化和抗氧化间失衡的结果。尸检表明,帕金森病中存在着氧化应激。黑质区多巴胺神经元自身的高水平氧化代谢使其对活性氧更敏感。帕金森病患者黑质区脂质过氧化产物丙二醛和过氧化脂质的浓度高于正常 10 倍之多,同时胞质内 DNA 氧化损伤的标志物 8-羟基鸟嘌呤和蛋白质过氧化损伤水平也明显增加,这说明帕金森病的发病与活性氧介导的氧化损伤密切相关。氧化应激是黑质多巴胺能神经元选择性损伤的重要因素,它能启动环境因素诱发帕金森病,同时可在细胞其他因素参与下得以不断加强。

3. 蛋白水解应激

是指细胞内受损蛋白不断增多,而清除受损蛋白的泛素蛋白酶体(UPS)蛋白降解系统功能减退,致使异常蛋白发生聚集。帕金森病是一种蛋白降解障碍性疾病,α-SYN 的异常聚集和降解障碍与帕金森病的发生密切相关;突变的 α-SYN 过度积聚可导致 UPS 降解障碍,并对细胞产生毒性。Parkin、UCH-L1 基因突变也可导致变异蛋白的积聚和降解受阻。Parkin 蛋白是一种 E3 泛素蛋白酶,Parian 基因突变可使降解受阻、细胞内蛋白积聚;UCH-L1 是泛素化蛋白的裂解酶,UCH-L1 突变可使 UPS 降解力下降。

4. 细胞凋亡

最近研究表明,细胞凋亡可能在帕金森病的黑质多巴胺能神经元死亡中起重要的作用。中脑黑质多巴胺神经元的变性死亡是多种因素作用的结果。每个因素都可能成为启动因子,并诱发其他因素的损害机制。多巴胺通过单胺氧化酶催化氧化脱胺代谢,所产生的过氧化氢能被抗氧化系统清除掉。但是在氧化应激时,多巴胺代谢途径可以产生大量的过氧化氢和氧自由基,在黑质部位 Fe^{2+} 的催化下,氧自由基可进一步形成毒性更大的羟自由基,而此时黑质线粒体呼吸链复合物 I 活性下降、抗氧化物特别是谷胱甘肽水平下降,无法清除氧自由基。因此,氧自由基可通过氧化神经膜类脂破坏多巴胺神经元膜功能或直接破坏 DNA,最终导致神经元变性、凋亡。在细胞凋亡中,线粒体起着中心调控作用。帕金森病患者多存在线粒体损伤,使 Caspase 激活因子释放,诱导凋亡因子,使电子传递链改变,发生线粒体膜通透性转换,线粒体膜电位丧失,细胞内氧化还原状态改变,Bcl-2 产生增加并可促进凋亡。过度的内质网应激诱发的细胞凋亡,可作为一种新的凋亡信号转导通路,与许多神经变性疾病包括帕金森病相关。

帕金森病的发病机制和过程十分复杂,并非单一因素所致,遗传因素是其发病的内因,环境及毒素是诱发的外因,内外因共同作用启动了氧化应激、线粒体功能障碍、蛋白水解应激及细胞凋亡等,最终可导致多巴胺细胞的 Lewy 小体形成及多巴胺神经元的凋亡和帕金森病的发生。

三、病理

1. 组织病理

主要表现为两大病理特征。

(1)黑质多巴胺能神经元及其他含色素的神经元大量变性丢失。脑外观无明显改变,切面上主要的改变是中脑黑质、脑桥的蓝斑及迷走神经背核等处脱色,其中尤以黑质最为显著。光学显微镜下可见该处的神经细胞脱失,黑质神经元消失具有特殊分布区,主要见于致密带的腹外侧部,腹内侧部次之,背侧部较轻。出现临床症状时该处多巴胺能神经元丢失达 50%以上,症状明显时细胞丢失更严重。

(2)残留的神经细胞中有 Lewy 小体形成。Lewy 小体见于黑质、蓝斑、迷走神经背侧运动核、丘脑及下丘脑的神经元的胞体中。HE 染色呈圆形的嗜伊红的包涵体,周围有一淡染的空晕,中央为一玻璃样变的核心。电子显微镜观察 Lewy 小体中心部为颗粒状物与微纤维混杂成团状,周围的空晕部位为细纤维,呈放射状排列并含中心高电子密度的小泡。Lewy 小体内含 α-SYN 和泛素等,与帕金森病的发病有关。

2. 生化病理

多巴胺和乙酰胆碱(acetylcholine,ACh)作为纹状体两种重要的神经递质,功能相互拮抗,维持两者平衡对基底核环路活动起重要的调节作用。脑内多巴胺递质通路主要为黑质-纹状体系,黑质致密部多巴胺能神经元自血流摄入左旋酪氨酸,在细胞内酪氨酸羟化酶(tyrosine hydroxylase,TH)作用下形成左旋多巴,再经多巴胺脱羧酶(dopa decarboxylase,DDC)作用生成多巴胺;通过黑质-纹状体束,多巴胺作用于壳核、尾状核突触后神经元,最后被分解成高香草酸(HVA)。单胺氧化酶 B(monoamine oxidase-B,MAO-B)抑制剂减少神经元内多巴胺分解代谢,增加脑内的多巴胺含量。儿茶酚氧位甲基转移酶(catechol-Omethyl transferase,COMT)抑制剂能减少左旋多巴外周代谢,维持左旋多巴稳定的血浆浓度。由于特发性帕金森病患者黑质多巴胺能神经元变性丢失,黑质-纹状体多巴胺通路变性,TH 和 DDC 减少,使多巴胺生成减少,纹状体多巴胺含量显著降低(>80%),使 ACh 系统功能相对亢进,是导致肌张力增高、动作减少等运动症状的生化基础。近年发现,中脑-边缘系统和中脑-皮质系统多巴胺含量亦显著减少,可能导致智能减退、行为情感异常及言语错乱等高级神经活动障碍。多巴胺递质减少程度与患者症状严重度一致,病变早期通过多巴胺更新率增加(突触前代偿)和多巴胺受体失神经后超敏现象(突触后代偿),临床症状可不明显(代偿期),随疾病进展出现典型帕金森病症状(失代偿期)。基底核其他递质或神经肽,如去甲肾上腺素、5-羟色胺、P 物质、脑啡肽和生长抑素也有变化。

四、临床表现

多见于 60 岁以后发病,男性稍多于女性。隐匿起病,缓慢进展。初始症状以震颤最多(60%~70%),依次为步行障碍(12%)、肌强直(10%)和运动迟缓(10%)。症状常自一侧上肢开始,逐渐扩展至同侧下肢、对侧上肢及下肢,即呈 N 形进展(65%~70%)。患者最早的感受可能是肢体震颤和僵硬。

1. 静止性震颤(static tremor)

震颤常为本病的首发症状。多自一侧上肢远端开始,表现为规律性的手指屈曲和拇指对掌运动,如"搓丸样"(pill-rolling)动作,其频率为 4~6 Hz,幅度不定,以粗大震颤为多。震颤可逐渐扩展至四肢,但上肢震颤通常比下肢明显,下颌、口、唇、舌及头部受累较晚。震颤在静止时明显,精神紧张时加重,做随意动作时减轻,睡眠时消失。在疾病晚期,震颤为经常性,做随意运动时也不减轻或停止。部分病例尤其是 70 岁以上的老年人可不出现震颤,此点应引起注意。当患者坐位双手放于膝部时不易检出静止性震颤,只有当行走、兴奋和焦虑时才会出现。震颤对天气变化比较敏感,有时也是全身情况好坏的标志。当老年帕金森病患者出现感染(如肺炎)时,静止性震颤可减轻甚至消失,随着全身情况的好转再度出现。

2. 肌强直(rigidity)

帕金森病的肌强直系锥体外系性肌张力增高,即伸肌和屈肌的张力同时增高。当腕、肘关节被动运动时,检查者感受到的阻力增高是均匀一致的,称为"铅管样肌强直"(lead pipe rigidity);如患者合并震颤,则在伸屈肢体时可以感到在均匀阻力上出现断续的停顿,如同齿轮转动一样,称为"齿轮样肌强直"(cogwheel rigidity)。另外,有一种具有早期诊断价值的体征称为"路标现象",即嘱患者将双肘关节立于桌面上,使前臂和桌面呈垂直位置,双臂及腕部肌肉放松,正常人的腕关节和前臂呈 90°角,而帕金森病患者由于腕部肌肉强直而使腕关节呈伸直位置,很像铁路上竖立的路标。

帕金森病患者常因肌强直严重而出现腰痛及肩、髋关节疼痛,尤其在老年患者有时易被误诊为骨关节病或其他疾病等。

3. 运动迟缓(bradykinesia)

运动迟缓是帕金森病一种特殊的运动障碍。患者可表现多种动作的缓慢,随意运动减少,尤以开始动作时为甚。如坐下时不能起立,起床、翻身、解系纽扣或鞋带、穿鞋袜或衣裤、洗脸和刷牙等日常活动均发生困难。由于臂肌和手部肌肉的强直，使患者上肢不能做精细动作，表现为书写困难，所写的字弯弯曲曲、越写越小，尤其是在行末时写得特别小，呈现"写字过小征"（micrographia）。面部表情肌少动，表现为面部无表情、不眨眼、双眼凝视，称为"面具脸"（masked face）。

4. 姿势步态异常

由于四肢、躯干和颈部肌肉强直，常呈现一种特殊的姿势，即患者表现头前倾、躯干俯屈、肘关节屈曲、腕关节伸直、前臂内收、髋和膝关节略弯曲，称为"屈曲体姿"。手部也呈特殊姿势，表现为指间关节伸直、手指内收及拇指呈对掌位置。患者走路转弯时平衡障碍极为明显，此时因躯干和颈部肌肉强直，必须采取连续原地小步行走，使躯干和头部一起转动。步态异常最为突出，表现为走路拖步、迈步时身体前倾、行走时自动摆臂动作减少或消失。"慌张步态"（festination）是帕金森病患者的特有的体征，表现为行走时起步困难，一迈步时即以极小的步伐前冲，越走越快，不能立刻停下脚步。

5. 其他症状

因口、咽和腭肌运动障碍使讲话缓慢、语调变低，严重时发音单调、吐字不清，使别人难以听懂，还可有流涎和吞咽困难。自主神经系统紊乱症状表现为顽固性便秘、夜间大量出汗和直立性低血压。皮脂腺分泌亢进时表现为脂颜（oily face）。精神症状发生率亦较高（27%），最常见的为抑郁症，尚可有无欲、思维迟钝和视幻觉等。15%～30%的患者在疾病晚期可出现痴呆。

五、辅助检查

血、脑脊液一般检查均无异常，CT、MRI 检查也无特征性改变，但下列检测项目对诊断可能有一定意义。

1. 生化检测

采用高效液相色谱（HPLC）可检测到脑脊液和尿中高香草酸（HVA）的含量降低。

2. 基因诊断

采用 DNA 印记技术（Southern blot）、聚合酶链反应（PCR）和 DNA 序列分析等可能发现基因。

3. 功能显像诊断

采用正电子发射断层扫描（PET）和单光子发射计算机断层扫描（SPECT）进行特定的放射性核素检测，可以显示脑内多巴胺转运体功能显著降低，多巴胺递质合成减少以及 D_2 型多巴胺受体活性早期超敏、晚期低敏等，对早期诊断、鉴别诊断以及监测病情有一定价值。

六、诊断

1. 中老年发病，缓慢进行性病程。

2. 四项主征（静止性震颤、肌强直、运动迟缓及姿势步态异常）中至少具备两项，前两项至少具备其中之一，症状不对称。

3. 左旋多巴治疗有效。

4. 患者无眼外肌麻痹、小脑体征、直立性低血压、锥体系损害和肌萎缩等。

Hoehn-Yahr 分为五级：Ⅰ级：一侧症状，轻度功能障碍。行动不便，但没有丧失行动能力。Ⅱ级：身体双侧或中枢受影响，姿势和步态受影响。没有平衡功能障碍。Ⅲ级：肢体运动明显减慢，早期的站立平衡或行走平衡受损，有比较严重的功能障碍。Ⅳ级：严重的患者无活动能力，能走有限的距离，身体僵硬，运动迟缓，生活不能自理。Ⅴ级：恶病质阶段，不能站立和行走，依靠他人的帮助方能起床，限于轮椅生活，需要持续护理。

七、鉴别诊断

1. 特发性震颤

约 1/3 的患者有家族史，起病年龄轻，震颤为姿势性或动作性，多影响头部引起点头或晃头，无肌强直和少动。饮酒后震颤减轻，服用盐酸普萘洛尔（心得安）或盐酸阿罗洛尔（阿尔马尔）有效。

2. 帕金森综合征

有明确的病因可寻，如药物、中毒、感染、外伤和脑卒中等。

（1）药物性：与帕金森病在临床表现上很难区别，重要的是有无吩噻嗪类、丁酰苯类、利血平、锂剂、α-甲基多巴、甲氧氯普胺（灭吐灵）和氟桂利嗪等用药史。目前，上述药物的应用相当普遍，应引起重视。当停用药物数周至 6 个月后帕金森综合征的症状即可明显减轻或消失，可以鉴别。

（2）中毒性：以一氧化碳和锰中毒较为多见，其他有 MPTP、甲醇、汞和氰化物等。其中如一氧化碳中毒患者有急性中毒史，苏醒后逐渐发生弥散性脑损害的征象，可有强直及震颤。又如锰中毒，多有长期的接触史，在出现锥体外系症状前常有精神异常如情绪不稳、记忆力下降等。

（3）脑炎后：甲型脑炎（昏睡性脑炎）可于病愈后数年内发生持久和严重的帕金森综合征表现，但甲型脑炎仅在 1920 年前后广泛流行，目前极少见。其他病毒性脑炎，如乙型脑炎，在病愈期也可能呈现帕金森综合征，症状一般都轻微、短暂。

（4）外伤性：颅脑外伤的后遗症可以表现为帕金森综合征，但在频繁遭受脑震荡的患者中较多见。

（5）血管性：见于部分多发性腔隙性脑梗死患者，卒中病史、假性球麻痹、腱反射亢进及锥体束损害体征等可以区别，它与帕金森病的另一不同之处是震颤不明显。

3. 帕金森叠加综合征

（1）多系统萎缩：又称为多系统变性，病变累及基底核、脑桥、橄榄、小脑和自主神经系统，临床上除具有帕金森病的锥体外系症状外，尚有小脑系统、锥体系统及自主神经系统损害的多种临床表现。而且绝大多数患者对左旋多巴反应不敏感。多系统萎缩包括：①橄榄桥小脑萎缩，临床上表现为少动、强直和震颤，但同时有明显的小脑性共济失调和锥体系统损害等体征。CT 或 MRI 均显示脑干和小脑萎缩、第四脑室扩大、桥（前）池增宽；②Shy-Drager 综合征，自主神经损害症状明显，表现直立性低血压、头晕、无汗、排尿障碍和阳痿等。其 CT 或 MRI 的改变与橄榄桥小脑萎缩相似；③纹状体黑质变性，中老年发病，明显的帕金森病症状，如强直、少动和步态不稳，但震颤缺如；伴有小脑性共济失调、锥体束征和自主神经功能障碍；头部 MRI 显示单侧或双侧壳核裂缝样异常信号，表明铁沉积；左旋多巴治疗无效。

（2）进行性核上性麻痹：表现为步态姿势不稳、平衡障碍、易跌倒、构音障碍、核上性眼肌麻痹、运动迟缓和肌强直,但震颤不明显。常伴有额颞痴呆、假性延髓性麻痹及锥体束征,对左旋多巴治疗反应差。

（3）皮质基底核变性:除表现肌强直、运动迟缓、姿势不稳和肌阵挛外,尚可表现为皮质复合感觉消失、一侧肢体失用、失语和痴呆等皮质损害症状,左旋多巴治疗无效。

八、治疗

(一)治疗原则

1.综合治疗

对帕金森病的运动症状和非运动症状应采取综合治疗,包括药物治疗、手术治疗、康复治疗、心理治疗及护理等。药物治疗作为首选,是整个治疗过程中的主要治疗手段,而手术治疗则是药物治疗的一种有效补充手段。目前应用的治疗手段,无论药物或手术只能改善症状不能阻止病情的发展,更无法治愈。因此,治疗不能仅顾及眼前而不考虑将来。

2.用药原则

以达到有效改善症状,提高生活质量为目标,坚持"剂量滴定""以最小剂量达到满意效果"和"细水长流,不求全效"。治疗应遵循一般原则也应强调个体化特点,不同患者的用药选择不仅要考虑病情的特点,还要考虑患者的年龄、就业状况及经济承受能力等因素。尽量避免或减少药物的不良反应和并发症,药物治疗时特别是使用左旋多巴不能突然停药,以免发生左旋多巴撤药恶性综合征。

(二)药物治疗

1.保护性治疗

目的是延缓疾病的发展,改善患者的症状。原则上,帕金森病一旦被诊断就应及早予以保护性治疗。目前,临床上作为保护性治疗的药物主要是 MAO-B。曾报道司来吉兰＋维生素 E(deprenyl andtocopherol antioxidative therapy of Parkinsonism,DATATOP)治疗可延缓疾病发展(9 个月),推迟左旋多巴使用的时间。有多项临床试验提示,多巴胺受体(dopamine receptors,DR)激动剂可能有神经保护作用;大剂量泛癸利酮(辅酶 Q_{10})的临床试验也被认为可能有神经保护作用,但需进一步证实。

2.症状性治疗

（1）早期帕金森病治疗(Hoehn-Yahr Ⅰ～Ⅱ级)

1）何时开始用药:疾病早期若病情未影响患者的生活和工作能力,应鼓励患者坚持工作,参与社会活动和适量体育运动,可暂缓给予症状性治疗用药;若疾病影响患者的日常生活和工作能力,则应开始症状性治疗。

2）首选药物原则:小于 65 岁的患者且不伴智能减退可选择:①非麦角类 DR 激动剂;②MAO-B 抑制剂或加用维生素 E;③金刚烷胺和(或)抗胆碱能药,若震颤明显而其他抗帕金森病药物效果不佳则可选用抗胆碱能药;④复方左旋多巴＋儿茶 COMT 抑制剂;⑤复方左旋多巴,一般在①、②、③方案治疗效果不佳时加用。首选药物并非完全按照以上顺序,需根据患者的不同情况,选择不同方案。若顺应美国、欧洲治疗指南,应首选①方案,也可首选②或④方案;若由于经济原因不能承受高价格的药物,则可首选③方案;若因特殊工作之需力求显著改善运动症状,或出现认知功能减退,则可首选④或⑤方案,或可小剂量应用①、②或③方案,同时小剂量合用⑤方案。

65 岁以上的患者或伴智能减退：首选复方左旋多巴，必要时可以加用 DR 激动剂、MAO-B 或 COMT 抑制剂。苯海索因有较多不良反应尽可能不要用，尤其是老年男性患者，除非有严重震颤并明显影响患者的日常生活能力。

3）治疗药物

A. 抗胆碱能药：主要有苯海索，用法 1～2 mg，3 次/d。主要适用于有震颤的患者，无震颤的患者一般不用，尤其老年患者慎用，闭角型青光眼及前列腺肥大患者禁用。主要不良反应有口干、视物模糊、便秘和排尿困难，严重者有幻觉和妄想。

B. 金刚烷胺：可促进神经末梢释放多巴胺和减少多巴胺的再摄取，对少动、强直及震颤均有改善作用，对伴异动症患者可能有帮助。适用于轻症患者。用法 50～100 mg，2～3 次/d，末次应在下午 4 时前服用。肾功能不全、癫痫、严重胃溃疡及肝病患者慎用，哺乳期妇女禁用。

C. 多巴胺替代疗法：可补充黑质纹状体内多巴胺的不足，是帕金森病最重要的治疗方法。由于多巴胺不能透过血脑屏障，因此只能补充其前体左旋多巴，当左旋多巴进入脑内被多巴胺能神经元摄取后，经脱羧转化为多巴胺而发挥作用，左旋多巴治疗可以改善帕金森病患者的所有临床症状。治疗自小剂量开始，最初每次 125 mg 口服，3 次/d。每隔 7 d 增量 250 mg/d，同时次数逐渐增至 4～5 次/d。常用的维持量 1.5～4.0 g/d，最大剂量不应超过 5.0 g/d。但由于使左旋多巴脱羧的 DDC 不仅存在于脑内，而且在其他脏器和血管壁细胞内也广泛存在。因此，在左旋多巴的吸收和传输过程中，大部分左旋多巴在外周即转化为多巴胺，后者不但不能透过血脑屏障起到治疗 PD 病的作用，反而会刺激各系统内的多巴胺受体而引起诸多不良反应，如消化系统的不良反应有恶心、呕吐、腹部不适和肝功能变化等；心血管系统的不良反应有心律失常、直立性低血压等；泌尿系统的不良反应有尿潴留、尿失禁、便秘加重和血尿素升高等；神经系统可表现为失眠、幻觉及妄想等。有青光眼、前列腺增生和精神分裂症患者应禁用左旋多巴类药物。

复方左旋多巴，由左旋多巴和外周多巴胺脱羧酶抑制剂组成，它克服了左旋多巴的缺点，成为治疗帕金森病的最基本和最有效的药物，已完全取代了单一的左旋多巴制剂，治疗剂量仅为原来的 1/4，而临床疗效相同且不良反应明显减少。主要有两种：①多巴丝肼，由左旋多巴 200 mg 和苄丝肼 50 mg 组成，商品名为美多芭（madopar）；②卡左双多巴，由左旋多巴 200 mg 和卡比多巴 20 mg 组成，商品名为心宁美（sinemet），又称息宁。开始小剂量服用，每次 1/4 片，逐渐增量至 1/2 片或 1 片，3 次/d，每日总量（以左旋多巴计算）300～600 mg 已足够，少数患者每日总量可达 800～1000 mg。它们之间的换算关系约为：125 mg 美多芭（左旋多巴 100 mg＋苄丝肼 25 mg）＝110 mg 息宁（左旋多巴 100 mg＋卡比多巴 10 mg）＝左旋多巴 500 mg。

复方左旋多巴又分为标准剂（普通剂）、控释剂和水溶剂三大类。其中标准剂应用最普遍，控释剂次之。标准剂 2～3 次/d，少数患者达 4 次/d 以上。而控释剂如息宁控释片，2 次/d 即可。控释剂的优点是有效血药浓度稳定、作用持续时间较长、有利于控制症状波动及可减少服药次数，适用于早期轻症的患者或长期服药出现症状波动者；缺点是起效较慢，不适用于晨僵的患者，生物利用度相对较低，服用剂量应比标准剂增加 25% 左右。水溶剂为弥散型美多芭，吸收迅速，起效快，约 30 min 即可改善症状，药效维持时间与标准剂基本相同，适用于清晨运动不能、吞咽片剂有困难者、需要缩短"关期"而迅速起效者或剂末肌张力障碍患者。

D. 多巴胺受体激动剂：目前，大多推荐首选非麦角类多巴胺受体（dopamine receptor，DR）激动剂，尤其用于年轻患者病程初期。因为这类长半衰期制剂能避免对纹状体突触后膜DR产生"脉冲"样刺激，从而预防或减少运动并发症的发生。激动剂均应从小剂量开始，渐增剂量至在达满意疗效而不出现不良反应为止。不良反应与复方左旋多巴相似，不同之处是症状波动和异动症发生率低，而直立性低血压和精神症状发生率较高。多巴胺受体激动剂有两种类型：一类是麦角类，包括溴隐亭、培高利特（pergolide）、α-二氢麦角隐亭、卡麦角林和麦角乙脲；另一类是非麦角类，包括普拉克索（pramipexole）、罗匹尼罗、吡贝地尔（piribedil）、罗替戈汀和阿扑吗啡。麦角类多巴胺受体激动剂会导致心脏瓣膜病变和肺胸膜纤维化，现已不主张使用，而培高利特（协良行）国内已停用。目前，尚未发现非麦角类DR激动剂有该不良反应。国内上市的非麦角类多巴胺受体激动剂有：①吡贝地尔缓释片（piribedil，商品名为泰舒达）：主要作用于D_1和D_2受体，该药单用或与左旋多巴合用可改善帕金森病的症状，对震颤的改善较为明显，对部分患者的抑郁症状也有改善作用。这可能与其D_2受体激动作用有关。初始剂量50 mg，1次/d，易产生不良反应的患者可改为25 mg，2次/d，第2周增至50 mg，2次/d，有效剂量150 mg/d，分3次口服，最大不超过250 mg/d；不良反应仍以恶心、呕吐最为常见，也可同服多潘立酮减轻呕吐症状；②普拉克索（pramipexole，商品名为森福罗）：为一新型多巴胺受体激动剂，可选择性作用于D_2受体，口服吸收迅速，每次0.125 mg，3次/d，逐渐增至1.0 mg，3次/d，一般有效剂量0.50～0.75 mg，3次/d，最大不超过4.5 mg/d。

E. 单胺氧化酶B（MAO-B）抑制剂：为选择性MAO-B抑制剂，能阻止脑内多巴胺降解，增加多巴胺浓度。与复方左旋多巴合用可增强疗效，改善症状波动，单用有轻度的症状改善作用。目前，国内有司来吉兰（selegiline），用法为2.5～5.0 mg，2次/d，应早、中午服用，勿在傍晚或晚上使用以免引起失眠，或与维生素E 2000 U合用（DATATOP方案）；胃溃疡者慎用，禁与5-羟色胺再摄取抑制剂（selective serotonin reuptake inhibitor，SSRI）合用。

F. 儿茶酚-氧位-甲基转移酶抑制剂（catechol-O-methyl transferase inhibitor，COMTI）：通过抑制左旋多巴在外周代谢，维持左旋多巴血浆浓度的稳定，加速通过血脑屏障，增加脑内纹状体多巴胺的含量而发挥治疗帕金森病的作用。该类药物单独使用无效，需与多巴丝肼或卡左双多巴等合用方可增强疗效。目前有两种药物用于临床治疗：①托卡朋（tolcapone），又称答是美（tasmer），该药透过血脑屏障，每次100～200 mg，3次/d，口服。每日最大剂量为600 mg。不良反应有腹泻、头痛、多汗、口干、氨基转移酶升高、腹痛、尿色变黄等。托卡朋有可能导致肝功能损害，须严密监测肝功能，尤其在用药前3个月；②恩托卡朋（entacapone），又称柯丹（comtan），与托卡朋一样，也是一种高选择性、可逆性的口服COMTI，但它很少透过血脑屏障，是一种外周COMTI，每次200 mg，每日5次。本药安全性好，不良反应短暂而轻，以运动障碍、恶心为主，其他不良反应有腹泻、食欲减退及尿液颜色加深等。

（2）中期帕金森病治疗（Hoehn-Yahr Ⅲ级）：早期阶段首选多巴胺受体激动剂、MAO-B抑制剂、金刚烷胺或抗胆碱能药治疗的患者，发展至中期阶段，则症状改善已不明显，此时应添加复方左旋多巴治疗；早期阶段首选低剂量复方左旋多巴治疗的患者，至中期阶段其症状改善也不显著，此时应适当加大剂量或添加DR激动剂MAO-B抑制剂、金刚烷胺或COMT抑制剂。

（3）晚期帕金森病治疗（Hoehn-Yahr Ⅳ～Ⅴ级）：晚期帕金森病的临床表现极其复杂，其中有疾病本身的进展也有药物不良反应或并发症的因素参与。需要强调的是，由于对晚期帕金森病治疗应对乏术，早期治疗对策尤显重要，临床医师应该在治疗初期即考虑长远效果。晚期帕金森病患者的治疗，一方面继续力求改善运动症状，另一方面处理一些可能产生的运动并发症和非运动症状。

1）运动并发症的治疗：运动并发症包括症状波动和异动症，是帕金森病晚期常见的症状，调整药物剂量及服药次数可能改善症状，手术治疗如脑深部电刺激术也有效。

A. 症状波动的治疗：主要有以下两种形式。

疗效减退（wearing-off）或剂末恶化（end of dose deterioration）：每次用药有效时间缩短，症状随血药浓度发生规律性波动。针对此现象的处理方法有：①不增加服用复方左旋多巴的每日总剂量，而适当增加每日服药次数，减少每次服药剂量（以仍能有效地改善运动症状为前提）或适当增加每日总剂量（原先剂量不大的情况下），每次服药剂量不变而增加服药次数；②由标准片换用控释片以延长左旋多巴的作用时间，更适宜在早期出现剂末恶化，尤其发生在夜间时为较佳选择，剂量需增加20%～30%；③加用长半衰期的多巴胺受体激动剂，普拉克索、罗匹尼罗；④加用对纹状体产生持续性多巴胺能刺激的COMT抑制剂，如恩托卡朋；⑤加用MAO-B抑制剂，如司来吉兰；⑥避免饮食（含蛋白质）对左旋多巴吸收及通过血脑屏障的影响，宜在餐前1h或餐后1.5h服药，调整蛋白饮食可能有效；⑦手术治疗，如脑深部电刺激丘脑底核。

开关现象（on-off phenomenon）：症状在突然缓解（开期）与加重（关期）间波动，开期常伴异动症。多见于病情较为严重的患者，其发生与患者服药时间、药物血浆浓度无关，故无法预测关期发生的时间。患者关期表现为严重的帕金森病症状，持续数秒或数分钟，然后又突然转为"开期"。这些患者在关期常伴有明显的无动症（akinesia），而"开期"又出现明显的异动现象。对于"开关"现象的治疗比较困难，使用多巴胺受体激动剂或复方左旋多巴控释片可改善症状。

B. 异动症的治疗：异动症又称运动障碍（dyskinesia），表现为舞蹈症或手足徐动样不自主运动、肌强直或肌阵挛，可累及头面部、四肢和躯干，有时表现单调刻板的不自主动作或肌张力障碍。主要有三种形式：剂峰异动症、双相异动症和肌张力障碍。

剂峰运动障碍（peak-dose dyskinesia）：出现在用药1～2h的血药浓度高峰期，与用药过量或多巴胺受体超敏有关。处理方法：①减少每次复方左旋多巴的剂量；②若患者单用复方左旋多巴，可适当减少剂量，同时加用多巴胺受体激动剂或加用COMT抑制剂；③加用金刚烷胺；④若在使用复方左旋多巴控释片，则应换用标准片，避免控释片的累积效应。

双相运动障碍（biphasic dyskinesia）：剂初和剂末均可出现，机制不清。处理方法：①若患者在使用复方左旋多巴控释片应换用标准片，最好换用水溶剂，可以有效地缓解剂初异动症；②加用长半衰期的多巴胺受体激动剂或加用延长左旋多巴血浆清除半衰期、增加曲线下面积的COMT抑制剂，可以缓解剂末异动症，也可能有助于改善剂初异动症。

肌张力障碍（dystonia）：多发生于清晨服药前，可在睡前服用复方左旋多巴控释片或多巴胺受体激动剂的控释片，或起床前服用弥散型复方左旋多巴。

2）姿势步态障碍的治疗：姿势步态障碍是帕金森病患者摔跤的最常见原因，易在变换体位如转身、起身和弯腰时发生，目前缺乏有效的治疗措施，调整药物剂量或添加药物偶尔奏效。主动调整身体重心、踏步走、大步走、听口令、听音乐、拍拍子行走或跨越物体(真实或假想的)等可能有益。必要时使用助行器甚至轮椅,做好防护。

3)非运动症状的治疗:帕金森病的非运动症状包括精神、自主神经功能和睡眠障碍等,对其治疗必须遵循一定的原则。

精神障碍的治疗原则:首先考虑依次逐减或停用如下抗帕金森病药物:抗胆碱能药、金刚烷胺、MAO-B 抑制剂和多巴胺受体激动剂。若采取以上措施患者仍有症状,则将左旋多巴逐步减量。如果药物调整效果不理想或必须以加重帕金森病症状为代价,就要考虑对症下药。对于认知障碍和痴呆,可应用胆碱酯酶抑制剂,如石杉碱甲、多奈派齐等。对于幻觉和谵妄,可选用氯氮平、喹硫平等,但应注意白细胞减少等不良反应。对于抑郁,可应用选择性 5-羟色胺再摄取抑制剂,也可加用多巴胺受体激动剂,尤其是普拉克索,既可以进一步改善运动症状,也可以改善抑郁。对于易激惹状态,使用劳拉西泮和地西泮最有效。

自主神经功能障碍的治疗:最常见的自主神经功能障碍包括便秘、泌尿障碍和直立性低血压等。对于便秘,增加饮水量和高纤维含量的食物对大部分患者行之有效,可以考虑停用抗胆碱能药。乳果糖、麻仁丸、大黄片及番泻叶等治疗有效。对泌尿障碍中的尿频、尿急和急迫性尿失禁的治疗,可采用外周抗胆碱能药,如奥昔布宁、莨菪碱等;若出现尿潴留应采取间歇性清洁导尿,若由前列腺增生引起,严重者必要时可行手术治疗。直立性低血压患者应增加盐和水的摄入量,睡眠时抬高头位不要平躺,可穿弹力裤,不要快速地从卧位起来,应用 α-肾上腺素能激动剂(如盐酸米多君)治疗有效。教育患者和家属认识到食物、高温和用力会降低血压也是一项必要措施。

睡眠障碍的治疗:睡眠障碍主要包括失眠、不宁腿综合征和周期性肢动症。失眠如果与夜间的帕金森病症状相关,加用左旋多巴控释片、多巴胺受体激动剂或 COMT 抑制剂会有效。但如果是异动症引起的,需将睡前服用的抗帕金森病药物减量。如果正在服用司来吉兰或金刚烷胺,尤其在傍晚服用者,首先需纠正服药时间,司来吉兰需在早、中午服用,金刚烷胺需在下午 4 点前服用;若无改善,则需减量或选用短效的镇静安眠药;若仍无改善,则需考虑停药。对伴有不宁腿综合征和周期性肢动症的帕金森病患者,在入睡前 2 h 内选用多巴胺受体激动剂治疗十分有效,或使用复方左旋多巴也可奏效。

(三)手术治疗

早期药物治疗显效而长期治疗疗效明显减退,同时出现异动症者可考虑手术治疗。需强调的是手术仅改善症状,而不能根治疾病,术后仍需应用药物治疗,但可以减少剂量。手术须严格掌握适应证,非原发性帕金森病的帕金森叠加综合征是手术的禁忌证。手术对肢体震颤和(或)肌强直有较好的疗效,但对躯体性中轴症状如姿势步态异常、平衡障碍无明显疗效。手术方法主要有:

1. 神经核毁损术

手术靶点包括苍白球内侧部(GPi)、丘脑腹中间核(VIM)和丘脑底核(STN)。

2. 脑深部电刺激术

其特点是相对微创、安全和可调控性,与毁损术相比具有以下优点:可选用 STN 作靶点,对震颤、强直、运动迟缓和异动症的疗效最为显著,电刺激治疗后可减少患者左旋多巴的用量,可能具有减缓或逆转的作用。可以行双侧治疗或用于一侧已行毁损术后的患者。不影响患者以后接受新的更有效的治疗。病程短的年轻患者可能较年长且病程长的患者术后改善更为显著。

(四)康复与心理治疗

对改善帕金森病症状有一定的作用,通过对患者进行语言、进食、走路及各种活动的训练和指导可以改善患者生活质量。晚期卧床者应加强护理,减少并发症的发生。康复包括语音及语调锻炼,面部肌肉的锻炼,手部、四肢及躯干的锻炼,松弛呼吸肌的锻炼,步态平衡的锻炼及姿势恢复锻炼等。科普教育、心理疏导、营养保证和运动也是帕金森病治疗中不容忽视的重要措施。

九、预后

帕金森病是一种缓慢进展的神经系统变性疾病,生存期 5～20 年。目前尚不能治愈,若能得到及时诊断和正确治疗,多数患者发病数年内仍能继续工作或生活质量较好。疾病的晚期,由于严重的肌强直、全身僵硬终致卧床不动,最终常死于肺炎、骨折等各种并发症。

第一节　高血压总论

人口老龄化已经成为重大的社会问题,至 2017 年末,我国≥65 周岁人口有 15831 万人,占总人口的 11.4%。为了积极应对人口变化带来的挑战,我国卫生行业遵循"健康老龄化"的原则,从"以疾病治疗为中心"转变为"以人民健康为中心",坚决贯彻"预防为主"的理念,进一步推进卫生和健康事业发展。

高血压是最常见的慢性病之一。半数以上的老年人患有高血压,而在≥80 岁的高龄人群中,高血压的患病率接近 90%,是罹患脑卒中、心肌梗死乃至造成心血管死亡的首要危险因素。

一、概述

(一)老年高血压的定义与分级

年龄≥65 岁,在未使用降压药物的情况下,非同日 3 次测量血压,收缩压(systolic blood pressure,SBP)≥140 mmHg(1 mmHg=0.133 kPa)和(或)舒张压(diastolic blood pressure,DBP)≥90 mmHg,可诊断为老年高血压。曾明确诊断高血压且正在接受降压药物治疗的老年人,虽然血压<140/90 mmHg,也应诊断为老年高血压。老年高血压的分级方法与一般成年人相同(表 3-1)。

表 3-1　老年人血压水平的定义与分级

分级	收缩压(mmHg)		舒张压(mmHg)
正常血压	<120	和	<80
正常高值	120~139	和(或)	80~89
高血压	≥140	和(或)	≥90
1 级高血压	140~159	和(或)	90~99
2 级高血压	160~179	和(或)	100~109
3 级高血压	≥180	和(或)	≥110
单纯收缩期高血压	≥140	和	<90

当收缩压与舒张压分属不同级别时,以较高的级别为准。单纯收缩期高血压按照收缩压水平分级。1 mmHg=0.133 kPa

上述定义与分类的依据是诊室坐位血压测量结果。近年来我国家庭自测血压与动态血压监测应用日益广泛,已成为诊室血压测量的重要补充方法。但由于血压测量设备的标准化与质量控制方面有待进一步完善,目前尚不把诊室外血压测量结果作为诊断老年高血压的独立依据。

(二)老年高血压的特点

随着年龄的增长,大动脉弹性下降,动脉僵硬度增加;压力感受器反射敏感性和β肾上腺素能系统反应性降低;肾脏维持离子平衡能力下降。老年人血压神经-体液调节能力下降,表现为容量负荷增多和血管外周阻力增加。

老年高血压患者常见 SBP 升高和脉压增大。我国人群统计,老年单纯收缩期高血压患病率为 21.5%,占老年高血压总人数的 53.21%。随着年龄的增长,钙化性瓣膜病发生率增高,超声心动图可明确诊断。严重主动脉瓣狭窄者不能过度降压,以免影响重要器官的血供;若脉压过大,SBP 明显升高且 DBP 水平<50 mmHg,应注意合并主动脉瓣关闭不全的可能性。

由于血压调节能力下降,老年人的血压水平容易受各种因素如体位、进餐、情绪、季节或温度等影响,称为异常血压波动。最常见为体位性低血压、餐后低血压和血压昼夜节律异常等。

高龄老年高血压患者常伴有多种危险因素和相关疾病,合并糖尿病、高脂血症、冠心病、肾功能不全和脑血管病的检出率分别为 39.8%、51.6%、52.7%、19.9%和 48.4%。

老年高血压患者伴有严重动脉硬化时,可出现袖带加压时难以压缩肱动脉,所测血压值高于动脉内测压值的现象,称为假性高血压。通过无创中心动脉压检测可获得相对较为准确的血压值。假性高血压发生率随年龄增长而增高。当 SBP 测量值异常升高但未合并相关靶器官损害或药物降压治疗后即出现低血压症状时,应该考虑假性高血压可能。假性高血压可导致过度降压治疗,SBP 过低在高龄患者可能引起跌倒、衰弱等不良预后的增加。

二、诊断和评估

老年高血压的诊断性评估包括以下内容:①确定血压水平;②了解心血管危险因素。③明确引起血压升高的可逆和(或)可治疗的因素,如:有无继发性高血压;④评估靶器官损害和相关临床情况,判断可能影响预后的合并疾病。通过上述评估,有助于指导老年高血压患者的治疗。

(一)血压测量

血压测量是评估血压水平、诊断高血压以及观察降压疗效的根本手段和方法。由于老年人可能具有血压波动大、夜间高血压、清晨高血压和体位性低血压等特点,应鼓励老年高血压患者开展家庭自测血压和动态血压监测,定期(如每年)进行双上肢及四肢血压和不同体位(立、卧位)的血压测量。特别注意临睡前、清晨时间段和服药前的血压监测。

1.诊室血压测量

诊室血压测量是指由医护人员在医院环境下按照血压测量规范进行的血压测量,是目前评估血压水平以及观察降压疗效的常用方法。

2.诊室外血压测量

诊室外血压监测更适合老年高血压患者,并且能更真实地反映个体生活状态下的血压状况,预测心血管风险能力优于诊室血压。诊室外血压监测,包括家庭血压监测和动态血压监测两种方法。

(1)家庭血压监测:又称为自测血压。可用于评估数日、数周、数月、甚至数年的血压控制情况和长时血压变异,有助于改善患者治疗依从性。

测量方法如下：①使用经过国际标准方案认证合格的上臂式家用自动电子血压计，不推荐腕式血压计和手指血压计，不推荐使用水银柱血压计进行家庭血压监测。电子血压计使用期间应定期校准，每年至少 1 次；②家庭血压值一般低于诊室血压值，高血压的诊断标准为≥135/85 mmHg（对应于诊室血压的 140/90 mmHg）；③监测频率，初始治疗阶段、血压不稳定者或是调整药物治疗方案时建议每天早晨和晚上测量血压（每次测 2～3 遍，取平均值），连续测量 7 d，取后 6 d 血压计算平均值。血压控制平稳者，可每周只测 1 d 血压；长期药物治疗患者，建议监测服用前的血压状态，以评估药物疗效；④最好能详细记录每次测量血压的日期、时间以及所有血压读数，而不是只记录平均值，以便医生指导和评价血压监测和控制效果；⑤精神高度焦虑患者，不建议开展家庭血压监测。

（2）动态血压监测：使用自动血压测量仪器，连续测量个体日常工作和生活状态下的血压水平和血压波动状态。特别是监测夜间睡眠期间的血压，可以全面和准确地评估个体血压水平和波动状态，鉴别白大衣高血压和检出隐匿性高血压、诊断单纯性夜间高血压。老年人全天血压波动大，非杓型血压的发生率可高达 69%。

测量方法如下：①使用经过国际标准方案认证合格的动态血压监测仪，并定期校准；②通常白天每 20 min 测量 1 次，晚上睡眠期间每 30 min 测量 1 次。应确保整个 24 h 期间血压有效监测，每个小时至少有 1 个血压读数；有效血压读数应达到总监测次数的 70% 以上；③动态血压监测指标包括 24 h、白天（清醒活动）、夜间（睡眠状态）SBP 和 DBP 平均值。高血压诊断标准为：24 h≥130/80 mmHg；白天≥135/85 mmHg；夜间≥120/70 mmHg。根据动态血压监测数值，还可以获得一些衍生指标，例如：夜间血压下降幅度、清晨血压水平、24 h 血压变异、血压负荷、晨峰现象及动态动脉硬化指数（ambulatory arterial stiffness index，AASI）等。

（二）病史、体格检查和实验室检查

对于初诊的老年高血压患者，应全面了解症状和病史，包括以下内容。①病程：患高血压时间、最高血压、降压治疗情况、依从性；②既往史：有无冠心病、心力衰竭、脑血管病、肾脏疾病、外周血管疾病、糖尿病、血脂异常、高尿酸血症、睡眠呼吸暂停综合征、甲状腺功能异常和类风湿关节炎等疾病及治疗情况；③家族史：有无高血压、冠心病、脑卒中、肾脏疾病、糖尿病和血脂异常家族史；④有无提示继发性高血压的临床表现；⑤正在服用的药物以及曾经发生过的药物不良反应；⑥生活方式：膳食脂肪、盐、酒、咖啡摄入量、吸烟时间和支数及体质量变化；⑦心理社会因素：包括家庭情况、生活环境及有无精神创伤史。

仔细的体格检查有助于发现继发性高血压线索和靶器官损害情况：①测量体质量指数、腰围及臀围；②观察有无特殊面容、向心性肥胖、皮肤紫纹、多毛和甲状腺功能亢进性突眼征等；③触诊甲状腺、有无肾脏增大（多囊肾）或肿块；④听诊颈动脉、胸主动脉、腹部动脉和股动脉有无杂音；⑤全面的心肺查体；⑥检查四肢血压（至少需要检测双上臂血压）、动脉搏动和神经系统体征；⑦眼底镜检查视网膜有无异常。

除血生化（包括空腹血糖、血脂、血尿酸、肝肾功能及电解质，特别是血钾）、血常规、尿液分析和心电图等基本检查外，推荐对老年高血压患者监测空腹和餐后 2 h 血糖、糖化血红蛋白、尿微量白蛋白测定、24 h 尿蛋白定量（用于尿常规检查蛋白阳性者）、24 h 动态血压监测及超声心动图等，有条件可进一步检测颈动脉超声、胸片、眼底检查、脉搏波传导速度和踝-臂血压指数等，并对老年人进行衰弱评估。随着年龄的增长，左室壁厚度增加，超声心动图有助于鉴别老年人生理性的与增龄相关的左室壁增厚与高血压所致的靶器官损害。对于怀疑继发高血压者,应进行相应的辅助检查。

(三)高血压危险分层

尽管血压水平是影响心血管事件发生和预后的重要因素,但并非唯一的因素。因此,需要全面、整体地评估老年高血压患者的心血管危险。

1.危险因素评估

包括血压水平(1～3级)、吸烟或被动吸烟、血脂异常(总胆固醇≥5.2 mmol/L或低密度脂蛋白胆固醇≥3.4 mmol/L或高密度脂蛋白胆固醇<1.0 mmol/L)、糖耐量受损(餐后2 h血糖7.8～11.0 mmol/L)和(或)空腹血糖异常(6.1～6.9 mmol/L)、腹型肥胖(腰围:男性≥90 cm,女性≥85 cm)或肥胖(体质量指数≥28 kg/m²)、早发心血管病家族史(一级亲属发病年龄<50岁)等,其中高血压是目前最重要的心血管危险因素;而高钠、低钾膳食,超重和肥胖,饮酒,精神紧张以及缺乏体力活动等又是高血压发病的重要危险因素。还需强调,老年本身就是心血管病和高血压的危险因素。

无论是初诊还是正在治疗随访期间的高血压患者,均应进行危险因素的定期评估。

2.靶器官损害筛查

采用相对简便、花费较少和易于推广的检查手段,在高血压患者中检出无症状性亚临床靶器官损害是高血压诊断评估的重要内容。包括左心室肥厚(室间隔或左室后壁厚度≥11 mm或左心室质量指数男性≥115 g/m²,女性≥95 g/m²),颈动脉内膜中层厚度增厚(≥0.9 mm)或斑块,颈动脉-股动脉脉搏波传导速度≥12 m/s,踝/臂指数<0.9,估算肾小球滤过率(estimated glomerular filtration rate,eGFR)降低[30～59 mL/(min·1.73m²)]或血清肌酐轻度升高(男性115～133 μmol/L,女性107～124 μmol/L),微量白蛋白尿(30～300 mg/24 h或白蛋白/肌酐比值30～300 mg/g)。一个患者可以存在多个靶器官损害。

3.伴发的相关临床疾病

这些伴发疾病包括:心脏疾病(心肌梗死、心绞痛、冠脉血运重建、充血性心力衰竭)、脑血管疾病(缺血性卒中、脑出血、短暂性脑缺血发作)、糖尿病、肾脏疾病(糖尿病肾病、肾功能受损)以及外周血管疾病。

4.危险分层

对老年高血压患者进行评估整体危险度,有助于确定降压治疗时机、优化治疗方案以及心血管风险综合管理。因老年本身即是一种危险因素,故老年高血压患者至少属于心血管病的中危人群(表3-2)。

表3-2　老年高血压患者的危险分层

其他危险因素和病史	血压水平		
	1级	2级	3级
1～2个危险因素	中危	中危	很高危
≥3个危险因素或靶器官损害或糖尿病	高危	高危	很高危
并存临床情况	很高危	很高危	很高危

(四)衰弱评估和认知功能保存

1.老年高血压的衰弱评估

衰弱是衰老的表现之一,随年龄增长其发生率显著升高。有研究发现衰弱是影响高龄老年人降压治疗获益的重要因素之一。尽管 HYVET 亚组分析与 SPRINT 研究均表明衰弱老年人也可从强化降压治疗中获益,但由于入选研究对象相对健康和评估方法不统一,衰弱对老年高血压预后的影响及衰弱老年人的血压控制目标尚需要进一步研究(表3-3)。

表 3-3 对老年高血压衰弱评估的推荐

推荐	推荐类别	证据水平
对于高龄高血压患者,推荐制定降压治疗方案前进行衰弱的评估,特别是近 1 年内非刻意节食情况下体质量下降>5%或有跌倒风险的高龄老年高血压患者	Ⅰ类	B级

衰弱筛查推荐采用国际老年营养和保健学会提出的 FRAIL 量表或步速测定。如有条件可进一步采用经典的 Fried 衰弱综合征标准进行评估(表3-4,表3-5)。

表 3-4 FRAIL 量表

序号	条目	询问方式
1	疲乏	过去 4 周内大部分时间或者所有时间感到疲乏
2	阻力增加/耐力减退	在不用任何辅助工具以及不用他人帮助的情况下,中途不休息爬 1 层楼梯有困难
3	自由活动下降	在不用任何辅助工具以及不用他人帮助的情况下,走完 1 个街区(100 m)较困难
4	疾病情况	医生曾经告诉你存在≥5 种如下疾病:高血压、糖尿病、急性心脏疾病发作、卒中、恶性肿瘤(微小皮肤癌除外)、充血性心力衰竭、哮喘、关节炎、慢性肺病、肾脏疾病和心绞痛等
5	体质量下降	1 年或更短时间内出现体质量下降≥5%

具备以上 5 条中≥3 条被诊断为衰弱;<3 条为衰弱前期;0 条为无衰弱

表 3-5 Fried 衰弱评估

序号	检测项目	男性	女性
1	体质量下降	过去 1 年中,意外出现体质量下降>10 磅(4.5kg)或>5%	
2	行走时间 (4.57 m)	身高≤173 cm:≥7 s 身高>173 cm:≥6 s	身高≤159 cm:≥7 s 身高>159 cm:≥6 s
3	握力	BMI≤24.0 kg/m²:≤29 kg BMI 24.1~26.0 kg/m²:≤30 kg BMI 26.1~28.0 kg/m²:≤30 kg BMI>28.0 kg/m²:≤32 kg	BMI≤23.0 kg/m²:≤17 kg BMI 23.1~26.0 kg/m²:≤17.3 kg BMI 26.1~29.0 kg/m²:≤18 kg BMI>29.0 kg/m²:≤21 kg
4	体力活动 (MLTA)	<383 kcal/周(散步 2.5 h)	<270 kcal/周(散步 2 h)
5	疲乏	CES-D 的任一问题得 2~3 min 您过去的 1 周以下现象发生了几天? (1)我感觉我做每件事都需要经过努力;(2)我不能向前行走 0 分:<1 d;1 分:1~2 d;2 分:3~4 d;3 分:>4 d	

BMI:体质量指数;MLTA:明达休闲时间活动问卷;CES-D:流行病学调查用抑郁自评量表。具备表中 5 条中≥3 条被诊断衰弱综合征;<3 条为衰弱前期;0 条为无衰弱健康老人

2.老年高血压与认知障碍

降压治疗可延缓增龄相关的认知功能下降以及降低痴呆发生风险。老年人血压过高或过低均能增加认知障碍的发生风险。对于老年高血压患者推荐早期筛查认知功能,结合老年生物学年龄和心血管危险分层确定合理的降压治疗方案和目标值。

三、鉴别诊断程序与原则

(一)继发性高血压筛查人群

在临床工作中应对以下高血压患者进行继发性高血压的筛查：

1. 发病年龄<30岁并且无高血压家族史。

2. 血压增高的幅度大，通常达高血压3级(>180/110 mmHg)。

3. 血压难以控制，需要使用三种或以上降压药。

4. 常用的五大类降压药物效果不佳。

5. 血压波动大或阵发性高血压。

6. 坚持服药情况下控制良好的血压突然明显升高。

7. 双上肢血压不对称。

8. 体检闻及血管杂音。

9. 未服用或服用小剂量利尿剂即出现明显低血钾，排除进食差或腹泻等诱因。

10. 服用血管紧张素转化酶抑制剂(ACEI)或血管紧张素受体拮抗剂(ARB)后出现肾功能的急剧恶化，血肌酐明显升高。

11. 高血压伴有尿常规异常，如大量蛋白尿、多量红白细胞等。

12. 急性心力衰竭或一过性肺水肿，尤其以晨起和夜间多见。

13. 单侧肾萎缩。

(二)常见继发性高血压筛查程序

常见继发性高血压筛查程序见图3-1。

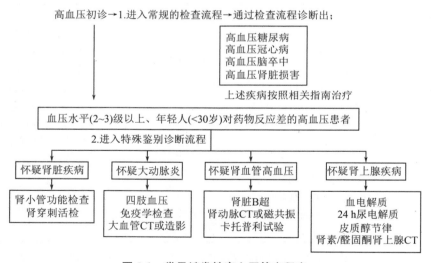

图 3-1　常见继发性高血压筛查程序

1. 肾实质性高血压

(1)概述：由于各种肾实质疾病引起的高血压统称肾实质性高血压，其发病率在继发性高血压中占第一位，为常见疾病。肾实质性高血压为由各种急、慢性和(或)继发性肾脏疾病所致的高血压。临床常见疾病包括：慢性肾小球肾炎(IgA肾病常见)、急性肾炎、急进性肾炎、狼疮性肾炎、糖尿病肾病及慢性肾小管间质肾病等。与同等水平的原发性高血压相比，肾实质性高血压的眼底病变更严重,心血管并发症更多,更易进展成恶性高血压,所以,肾实质性高血压的预后比原发性高血压差。需要特别强调的是肾实质性高血压又将反过来危害肾脏,加速肾实质疾病(尤其是慢性肾小球疾病)的进展,形成恶性循环。因此,肾实质性高血压必须积极治疗。

（2）诊断

1）临床表现:可见原发肾脏疾病的各种表现,如眼睑、双下肢水肿、肉眼血尿及尿量改变。会出现夜尿量增多(夜尿量超过全日尿量 1/2)等肾小管浓缩功能障碍表现,并逐渐出现血肌酐升高,最终会进入慢性肾衰竭尿毒症,肾功能进展速度与原发肾脏疾病的类型及血压升高程度、控制程度等相关。肾实质性高血压患者发病年龄多为青中年,高血压病史较短或缺如。

2）实验室检查:可见与原发肾脏病有关的化验异常,蛋白尿量较多、尿沉渣镜检有形成分增加(变形红细胞、管型等)、血白蛋白降低、血肌酐升高、肾小球滤过率下降及禁水尿渗透压降低等。

3）辅助检查:眼底检查可见出血、渗出较为严重,视网膜动脉硬化病变有可能较轻。可见高血压心脏及脑等损伤表现。

4）病理诊断:可见原发肾脏疾病的各种病理表现。肾实质性高血压肾脏病理与良性高血压肾硬化症的病理表现基本相同,主要侵犯肾小球前小动脉,引起入球小动脉玻璃样变,小叶间动脉及弓状动脉肌内膜增厚,导致动脉管腔狭窄,供血减少,肾脏缺血,进而继发肾小球基底膜皱缩、缺血性硬化,肾小管萎缩、肾间质纤维化等;达到恶性高血压程度时会引起严重小动脉病变(入球小动脉至弓状动脉管壁纤维素样坏死,小叶间动脉和弓状动脉严重肌内膜增厚,血管切面呈"洋葱皮"样外观,管腔高度狭窄乃至闭塞),并较快进展至肾小球硬化、肾小管萎缩及肾间质纤维化。

5）鉴别诊断:肾实质性高血压应与良性高血压肾硬化症相鉴别。但是对于病史不清,尤其已有肾功能不全的病例,鉴别常很困难,此时表 3-6 中资料可供参考。

表 3-6　肾实质性高血压与良性高血压肾硬化症的鉴别

项目	良性高血压肾硬化症	肾实质性高血压
高血压家族史	常阳性	阴性
年龄	中、老年	青、中年
尿化验	尿蛋白小,尿中红细胞及管型少	尿蛋白较多,尿中红细胞及管型常明显
水肿	无	常见
肾功能损害	肾小管功能(如尿渗透压测定)异常在先	肾小球功能(如肌酐清除率测定)损伤在先
眼底改变	高血压眼底改变(小动脉硬化为主)	肾炎眼底改变(渗出性病变为主)
肾性贫血	出现较晚、较轻	较明显
病程进展	较慢	较快
预后	多死于高血压心、脑并发症	多死于尿毒症

2. 肾血管性高血压

（1）概述:肾血管性高血压(renal vascular hypertension)是单侧或双侧肾动脉主干或分支狭窄引起的高血压。常见病因有多发性大动脉炎、肾动脉纤维肌性发育不良和动脉粥样硬化,前两者主要见于青少年,后者见于老年人。肾血管性高血压的发生是由于肾血管狭窄,导致肾脏缺血,激活肾素-血管紧张素-醛固酮系统。

(2)诊断

1)临床表现

①恶性或顽固性高血压;

②原来控制良好的高血压失去控制;

③高血压并有腹部血管杂音;

④高血压合并血管闭塞证据(冠心病、颈部血管杂音及周围血管病变);

⑤无法用其他原因解释的血清肌酐升高;

⑥ACEI 或 ARB 降压幅度非常大或诱发急性肾功能不全;

⑦与左心功能不匹配的发作性肺水肿;

⑧高血压并两肾大小不对称。

2)辅助检查

①多普勒肾动脉超声、磁共振血管造影及计算机断层血管造影可提供肾动脉狭窄的解剖诊断;

②开搏通肾图、分肾肾小球滤过率及分肾静脉肾素活性可提供肾动脉狭窄的功能诊断;

③经动脉血管造影:肾动脉狭窄诊断的金标准,用于确定诊断及提供解剖细节。

3. 肾上腺高血压

(1)原发性醛固酮增多症

1)概述:原发性醛固酮增多症(PA)是指一组醛固酮生成异常增多,部分是由于肾素-醛固酮系统自主分泌,不被钠负荷抑制的异常状态。常见原因是肾上腺腺瘤、单侧或双侧肾上腺增生,少见原因为肾上腺或异位腺癌和糖皮质激素可调节性醛固酮增多症(GRA)。既往认为 PA 是一种少见病,并且常将低血钾作为诊断条件,现代观点认为低血钾作为诊断原发性醛固酮增多症的敏感性、特异性和诊断阳性率均很低,而常规采用肾素/醛固酮比值作为筛查标准。目前国际上普遍认为 PA 在高血压患者中占 10%。2009 年 10 月,难治性高血压中原发性醛固酮增多症全国性调查在上海启动,结果显示,难治性高血压中原发性醛固酮增多症患病率为 15%~20%。醛固酮主要作用于肾远曲小管、集合管,增加钠的重吸收,减少排泄,降低钾的重吸收,同时增加 H^+ 的分泌。

2)诊断

①临床表现:高血压是该病最早、最常见的表现,主要症状有头痛、头晕,部分患者出现严重肌无力和周期性瘫痪,各种心律失常及夜间多尿。一般不呈急性升高,随病情进展血压逐渐升高,大多数在 160/110 mmHg 以上,以舒张压升高为主,对一般降压药反应欠佳。应在以下人群中筛查 PA:2 级及以上高血压;药物抵抗性高血压;高血压伴有持续性或利尿剂引起的低血钾;高血压伴有肾上腺瘤;早发高血压或脑血管意外家族史(<40 岁);原发性醛固酮增多症患者患高血压的一级亲属;

②辅助检查

A. 血钾测定:低血钾<3.5 mmol/L(注:并非诊断必备条件,仅 9%~37% 的患者有低血钾,仅 50% 的腺瘤和 17% 的增生患者血钾<3.5 mmol/L)。

B. 24 h 尿钾:当血钾<3.5 mmol/L 时 24 h 尿钾排泄>25 mmol/L,当血钾<3.0 mmol/L,24 h 尿钾排泄>20 mmol/L。

C. 肾上腺 B 超检查、肾上腺 CT 薄层（2～3 mm）：扫描明确有无肾上腺增生或结节。

D. 血糖、血钙的测定：代谢性碱中毒及低钙血症、高血糖。

E. 血浆醛固酮与肾素比值（ARR）：PA 患者表现为高醛固酮、低肾素，阳性者应进一步进行确诊试验（口服钠负荷试验、盐水输注试验、氟氢可的松抑制试验及卡托普利试验），必要时可行肾上腺静脉取血化验肾素、醛固酮进一步确诊。在进行上述检查时应当停用 β 受体阻断剂、利尿剂、ACEI、ARB 以及二氢吡啶类的 CCB 2～3 周，以保证 ARR 的准确性。对不能停药者，可换服缓释的维拉帕米 240～480 mg/d。

F. 皮质醇 24 h 节律的测定：当出现节律异常时可以进行地塞米松抑制试验，以排除糖皮质激素增高的低血钾。

（2）嗜铬细胞瘤

1）概述：嗜铬细胞瘤起源于肾上腺髓质、交感神经节以及体内其他部位的嗜铬组织，肿瘤间歇或者持续释放过多的肾上腺素、去甲肾上腺素和多巴胺等儿茶酚胺，遇到某种刺激时，瘤体可释放出相当量的儿茶酚胺，患者就会突然血压升高、心律失常，遇到暴发性的打击，甚至是致命的打击。嗜铬细胞瘤是一种少见的继发性高血压原因之一，占高血压人群的 0.5%～1%，本病以 20～40 岁青壮年患者居多，男与女之比几乎相等。嗜铬细胞瘤 90% 为良性。

2）诊断

①临床表现：典型的发作表现为阵发性血压升高伴心动过速、头痛、出汗、面色苍白，患者可有濒死感，此时若测血压可达 200～300 mmHg。高血压可为阵发性，也可为持续性，持续性者平时常有头晕、头痛、胸闷、胸痛、心慌、视觉模糊、精神紧张、焦虑以及怕热等症状，此类患者肿瘤以分泌去甲肾上腺素为主，由于血管舒缩受体敏感性下降及血容量不足容易产生低血压。有 8% 的患者可完全没有临床症状，主要见于体积较大的囊性嗜铬细胞瘤，其分泌的儿茶酚胺主要在肿瘤细胞内代谢，很少释放到外周循环。嗜铬细胞瘤的临床表现多种多样，存在许多不典型的表现，如腹痛、背痛、恶心、呕吐、气促、心功能衰竭及低血压甚至猝死，对于症状不典型者，不能忽视嗜铬细胞瘤的可能；

②辅助检查

A. 血或尿儿茶酚胺水平及其代谢产物：嗜铬细胞瘤定性诊断主要依靠实验室检查证实血或尿儿茶酚胺水平及其代谢产物的增高，3-甲氧基-4-羟扁桃酸（VMA）对持续高血压及阵发性高血压的发作具有重要的诊断意义，但需达正常高界 2 倍以上。

B. 影像学检查：先用超声检查，然后配合 CT 或者 MRI 检查，有条件者可使用核素扫描，此法是目前嗜铬细胞瘤定位诊断的方法。对于肾上腺外嗜铬细胞瘤和多发嗜铬细胞瘤，MRI 较 CT 的价值大。可疑肾上腺外嗜铬细胞瘤患者，放射性核素碘代苄胍（[131]I-MIBG）是首选的检查方法，肾上腺外腹膜后多发嗜铬细胞瘤由于发生范围广泛，B 超、CT 和 MRI 检查难以确定肿瘤的具体数目，[131]I-MIBG 做全身扫描，可以早期发现多发的微小嗜铬细胞瘤，优于 CT。

（3）Cushing 综合征

1）概述：Cushing 综合征（Cushing syndrome）是多种病因造成肾上腺分泌过多糖皮质激素所致的临床综合征。主要临床表现有向心性肥胖、高血压、糖代谢紊乱、蛋白质代谢紊乱及骨质疏松等，其病因及发病机制包括：

①垂体分泌促肾上腺皮质激素（ACTH）过多导致双侧肾上腺皮质增生，是最主要的类型，占70%。其中，继发于垂体瘤或垂体-下丘脑功能紊乱者称为Cushing病；

②原发性肾上腺皮质肿瘤；

③异源性ACTH综合征：由于垂体-肾上腺外的肿瘤分泌类ACTH活性物质所致，最多见的是肺癌；

④不依赖于ACTH双侧小结节增生或小结节性发育不良。

2）诊断

①临床表现：不同病因、不同病程表现不同，常见典型表现如下：

A. 多见于20～40岁，女性多于男性，起病缓慢。

B. 特殊体态：向心性肥胖，满月脸，水牛背；皮肤菲薄，紫纹多毛。

C. 代谢紊乱：60%～90%伴糖耐量减退，严重者出现"类固醇性糖尿病"。蛋白质处于消耗状态，肌肉萎缩，伤口不易愈合，儿童生长发育受抑制。

D. 高血压：75%合并血压升高，病程长者伴高血压靶器官损害。

E. 骨质疏松：以胸、腰椎及骨盆明显，可合并多处病理性骨折。

F. 其他：多毛及男性化、痤疮；性功能异常；烦躁易怒、注意力不集中及记忆力减退等精神症状；红细胞生成增多，引起多血质表现。

②辅助检查

A. 血浆皮质醇增高且昼夜节律消失。

B. 血清ACTH。

C. 血糖增高或糖耐量减低。

D. 低钾和碱中毒提示肾上腺癌、重症增生或异源性ACTH综合征。

E. 地塞米松抑制试验。

F. 促肾上腺皮质激素（ACTH）兴奋试验。

G. 促肾上腺皮质激素释放激素（CRH）兴奋试验。

H. 肾上腺检查：B超、CT或MRI。

I. 蝶鞍区检查：蝶鞍区MRI。

J. X射线：骨质疏松或病理性骨折。

4. 阻塞性睡眠呼吸暂停综合征

（1）概述：阻塞性睡眠呼吸暂停综合征（obstructive sleep apnea hypopnea syndrome，OSAHS）是临床常见疾病，高血压合并OSAHS比例较高，50%～60%的OSAHS合并高血压，而30%～50%的高血压同时伴有OSAHS，是导致和（或）加重高血压的重要机制，是继发高血压的重要类型。与OSAHS相关联的高血压称为OSAHS相关性高血压。

（2）诊断

1）临床表现

①多发生于肥胖、上气道解剖结构异常的患者，男性明显多于女性，随年龄增长患病率明显增加；

②OSAHS表现：睡眠时打鼾且鼾声不规律，呼吸及睡眠结构紊乱，反复出现呼吸暂停及觉醒，或患者自觉憋气，夜尿增多，晨起头痛、口干，白天嗜睡明显，记忆力减退；

③OSAHS相关性高血压表现：夜间血压增高，晨起血压升高明显，血压节律紊乱，呈非杓型或反杓型，伴随呼吸暂停血压周期性升高，单纯药物治疗效果差，顽固性高血压多见。

2)辅助检查

①多导睡眠监测(polysomnography,PSG):是诊断 OSAHS 的标准手段。诊断标准:a.临床有典型的夜间睡眠打鼾伴呼吸暂停,日间嗜睡,查体可见上气道任何部位的狭窄及阻塞,AHI≥5 次/h 者;b.对于日间嗜睡不明显,AHI≥10 次/h 或者 AHI≥5 次/h,存在认知功能障碍、冠心病、脑血管疾病、糖尿病和失眠等 1 项或 1 项以上合并症者也可确诊;

②动态血压监测:与 PSG 结合判定 OSAHS 和高血压的相关性。

5.单基因遗传性高血压

(1)概述:单基因遗传性高血压病是单个基因突变致病,符合孟德尔遗传定律,占高血压患者的 1%。目前比较明确的单基因遗传性高血压有:糖皮质激素可治疗性醛固酮增多症(GRA)、Liddle 综合征、拟盐皮质激素增多症(AME)、盐皮质激素受体活性突变(MR mutations)、Gordon 综合征(也称为假性低醛固酮血症Ⅱ型)及高血压伴短指畸形。大部分单基因遗传性高血压影响远端肾单位水-电解质转运和盐皮质激素的合成或功能,诱发高血压的病理机制较为相似,主要是增加远端肾单位钠、氯重吸收,容量扩张,导致血压升高。

(2)诊断:表 3-7 总结了常见的单基因遗传性高血压的诊断特征和突变基因,而高血压伴短指畸形为正常肾素型,通过检查手掌可诊断。因此建议对年龄<30 岁不明原因的高血压患者常规检测血肾素活性、血醛固酮、血钾、尿钾及尿醛固酮。

表 3-7　低肾素型单基因高血压病的诊断特征和突变基因

单基因高血压病	发病年龄	诊断标准			遗传	突变基因
糖皮质激素可治疗性醛固酮增多症	20～30 岁	PRA↓	ALD↑	K^+↓	AD	CYP11B2 和 CYP11B1 的嵌合基因
Liddle 综合征	<30 岁	PRA↓	ALD↓	K^+↓	AD	SCNN1B, SCNN1G 基因(ENaC 的 β 和 γ 亚基)
类盐皮质激素增多症	儿童	PRA↓	ALD↓	K^+↓	AR	11β 羟类固醇脱氢酶基因(11βHSD2)
盐皮质激素受体活性突变	<20 或 30 岁,妊娠期高血压加重	PRA↓	ALD↓	K^+↓	AD	盐皮质激素受体基因 MR S810L
Gordon'综合征	<20 或 30 岁	PRA↓	ALD ↓/ ——	K^+↑	AD	WNK1,WNK4
先天性肾上腺皮质激素增生症所致的 DOC 增多症	儿童或青春期	PRA↓	ALD ↓/ ——	K^+↓/ ——	AR	CYP11B1 CYP17

PRA:血浆肾素活性;ALD:血浆醛固酮水平;AD:常染色体显性遗传;AR:常染色体隐性遗传

四、治疗

(一)概述

1.降压治疗的目的

延缓高血压所致心血管疾病进程,最大限度降低心血管疾病发病率和死亡率,改善生活质量,延长寿命。老年高血压降压治疗应强调收缩压达标,在能耐受的前提下,逐步使血压达标。在启动降压治疗后,需注意监测血压变化,避免降压过快带来的不良反应。

2.综合干预危险因素

在追求降压达标的同时,针对所有可逆性心血管危险因素(如吸烟、血脂异常或肥胖、血糖代谢异常或尿酸升高等)干预处理,并同时关注和治疗相关靶器官损害及临床疾病。大多数患者需长期甚至终生坚持治疗。

3.推荐起始药物治疗的血压值和降压目标值

老年高血压患者心血管风险较高,更能从严格的血压管理中获益(表3-8)。

表3-8 推荐起始药物治疗的血压值和降压目标值

推荐	推荐类别	证据水平
年龄≥65岁,血压≥140/90 mmHg,在生活方式干预的同时启动降压药物治疗,将血压降至<140/90 mmHg	Ⅰ类	A级
年龄≥80岁,血压≥150/90 mmHg,即启动降压药物治疗,首先应将血压降至<150/90 mmHg,若耐受性良好,则进一步将血压降至<140/90 mmHg	Ⅱa类	B级
经评估确定为衰弱的高龄高血压患者,血压≥160/90 mmHg,应考虑启动降压药物治疗,收缩压控制目标为<150 mmHg,但尽量不低于130 mmHg	Ⅱa类	C级
如果患者对降压治疗耐受性良好,不应停止降压治疗	Ⅲ类	A级

1 mmHg=0.133 kPa

(二)非药物治疗

非药物治疗是降压治疗的基本措施,无论是否选择药物治疗,都要保持良好的生活方式,主要包括:健康饮食、规律运动、戒烟限酒、保持理想体质量、改善睡眠和注意保暖。

1.健康饮食

减少钠盐摄入,增加富钾食物摄入,有助于降低血压。WHO建议每日摄盐量应<6 g,老年高血压患者应适度限盐。鼓励老年人摄入多种新鲜蔬菜、水果、鱼类、豆制品、粗粮、脱脂奶及其他富含钾、钙、膳食纤维、多不饱和脂肪酸的食物。

2.规律运动

老年高血压及高血压前期患者进行合理的有氧锻炼可有效降低血压。建议老年人进行适当的规律运动,每周不少于5 d、每天不低于30 min的有氧体育锻炼,如步行、慢跑和游泳等。不推荐老年人剧烈运动。

3.戒烟限酒

戒烟可降低心血管疾病和肺部疾患风险。老年人应限制酒精摄入,男性每日饮用酒精量应<25 g,女性每日饮用酒精量应<15 g。白酒、葡萄酒(或米酒)或啤酒饮用量应分别<50、100、300 mL。

4.保持理想体质量

超重或肥胖的老年高血压患者可适当控制能量摄入和增加体力活动。维持理想体质量(体质量指数20.0～23.9 kg/m^2)、纠正腹型肥胖(男性腹围≥90 cm,女性腹围≥85 cm)有利于控制血压,减少心血管病发病风险,但老年人应注意避免过快、过度减重。

5.改善睡眠

睡眠的时程、质量与血压的升高和心血管疾病发生风险有关。保证充足睡眠并改善睡眠质量对提高生活质量、控制血压和减少心脑血管疾病并发症有重要意义。

6.注意保暖

血压往往随着季节的变化而变化。老年人对寒冷的适应能力和对血压的调控能力差,常出现季节性血压波动现象。应保持室内温暖,经常通风换气;骤冷和大风低温时减少外出;适量增添衣物,避免血压大幅波动。

(三)药物治疗

1.老年人降压药物应用的基本原则

老年高血压患者药物治疗应遵循以下五项原则:①小剂量:初始治疗时通常采用较小的有效治疗剂量,并根据需要,逐步增加剂量;②长效:尽可能使用1次/d、24 h持续降压作用的长效药物,有效控制夜间和清晨血压;③联合:若单药治疗疗效不满意,可采用两种或多种低剂量降压药物联合治疗以增加降压效果,单片复方制剂有助于提高患者的依从性;④适度:大多数老年患者需要联合降压治疗,包括起始阶段,但不推荐衰弱老年人和≥80岁高龄老年人初始联合治疗;⑤个体化:根据患者具体情况、耐受性、个人意愿和经济承受能力,选择适合患者的降压药物。

2.常用降压药物的种类和作用特点

常用降压药物包括:钙通道阻滞剂(calcium channel blocker,CCB)、血管紧张素转换酶抑制剂(angiotensin converting enzyme inhibitor,ACEI)、血管紧张素受体阻滞剂(angiotensin receptor blocker,ARB)、利尿剂及β受体阻滞剂。其他种类降压药有时也可应用于某些特定人群(表3-9)。

表3-9　常用的各种降压药

分类	药物	每日剂量(mg/d)	每日服药次数	注意事项
噻嗪类利尿剂	氢氯噻嗪	6.25~25.00	1	监测钠、钾、尿酸和钙浓度
	吲哒帕胺	0.625~2.500	1	有痛风病史者慎用,除非已接受降尿酸治疗
袢利尿剂	布美他尼	0.5~4.0	2	合并症状性心力衰竭优选袢利尿剂
	呋塞米	20~80	1~2	CKD 3~4期患者优选袢利尿剂
	托拉塞米	5~10	1	
保钾利尿剂	阿米洛利	5~10	1~2	单用降压效果不明显
	氨苯蝶啶	25~100	1~2	CKD 5期患者避免应用
醛固酮受体拮抗剂	依普利酮	50~100	1~2	螺内酯较依普利酮增加男性乳腺增生和ED风险
	螺内酯	20~60	1~3	血钾升高,避免联合应用补钾、保钾药 CKD 3~4期患者避免应用
CCB(二氢吡啶)	苯磺酸氨氯地平	2.5~10.0	1	无绝对禁忌证
	马来酸左旋氨氯地平	1.25~5.00	1	剂量相关的踝部水肿、颜面潮红、便秘,女性多见于男性
	苯磺酸左旋氨氯地平	1.25~5.00	1	左旋氨氯地平踝部水肿等副作用相对少
	非洛地平	2.5~10.0	1	
	乐卡地平	10~20	1	
	硝苯地平缓释	10~80	2	
	硝苯地平控释	30~60	1	
	西尼地平	5~10	1	
	拉西地平	4~8	1	
	贝尼地平	4~8	1	

（续表）

分类	药物	每日剂量(mg/d)	每日服药次数	注意事项
CCB(非二氢吡啶)	地尔硫䓬	90～180	2～3	避免与β受体阻滞剂常规合用,会增加心动过缓和传导阻滞
	地尔硫䓬缓释	90～360	1～2	不用于收缩性心力衰竭
	维拉帕米缓释	120～240	1～2	
ACEI	贝那普利	5～40	1～2	ACEI 不宜与 ARB 合用
	卡托普利	25～300	2～3	合并 CKD 患者或使用补钾或保钾药物者增加高钾血症风险
	依那普利	2.5～40.0	1～2	严重双侧肾动脉狭窄患者增加急性肾衰风险
	福辛普利	10～40	1	服用 ACEI 发生血管性水肿病史的患者禁用
	赖诺普利	2.5～40.0	1	血肌酐水平＞3 mg/dL 者禁用
	咪哒普利	2.5～10.0	1	
	培哚普利	4～8	1	
	雷米普利	1.25～20.00	1	
ARB	坎地沙坦	4～32	1	适应证与禁忌证同 ACEI
	厄贝沙坦	150～300	1	ACEI 不宜与 ARB 合用
	氯沙坦	25～100	1	因干咳而不能耐受 ACEI 者可换用 ARB
	奥美沙坦	20～40	1	
	替米沙坦	20～80	1	
	缬沙坦	80～160	1	
	阿利沙坦	240	1	
β受体阻滞剂-心脏选择性	阿替洛尔	12.5～50.0	1～2	有气道痉挛性疾病患者禁用,必须应用时应选高选 β_1 受体阻滞剂
	比索洛尔	2.5～10.0	1	避免突然停药
	酒石酸美托洛尔	25～100	2	
	琥珀酸美托洛尔	23.75～190.00	1	
β受体阻滞剂-α＋β	卡维地络	12.5～50.0	2	有气道痉挛性疾病患者禁用,必须应用时应选高选 β_1 受体阻滞剂
	阿罗洛尔	10～20	1～2	避免突然停药
	拉贝洛尔	200～600	2	
α_1 受体阻滞剂	多沙唑嗪	1～16	1	可引起体位性低血压,尤其是老年人更易发生
	哌唑嗪	1～10	2～3	伴良性前列腺增生患者可作为二线用药
	特拉唑嗪	1～20	1～2	
中枢性降压药	可乐定	0.1～0.8	2～3	避免突然停药引起高血压危象
	甲基多巴	250～1000	2～3	
	利血平	0.05～0.25	1	
直接血管扩张药	肼屈嗪	25～100	2	大量可引起多毛症和狼疮综合征

CCB:钙通道阻滞剂;ACEI:血管紧张素转换酶抑制剂;ARB:血管紧张素受体阻滞剂;CKD:慢性肾脏病

CCB、ACEI、ARB、利尿剂及单片固定复方制剂,均可作为老年高血压降压治疗的初始用药或长期维持用药。根据患者的危险因素、亚临床靶器官损害以及合并临床疾病的情况,优先选择某类降压药物(表 3-10)。降压药物的选择详见表 3-11。

表 3-10 特定情况下首选的药物

情况	药物
无症状靶器官损害	
LVH	ACEI、CCB、ARB
无症状动脉粥样硬化	ACEI、CCB、ARB
微量白蛋白尿	ACEI、ARB
轻度肾功能不全	ACEI、ARB
临床心血管事件	
既往心肌梗死	βB、ACEI、ARB
心绞痛	βB、CCB
心力衰竭	利尿剂、βB、ACEI、ARB 及醛固酮受体拮抗剂
主动脉瘤	βB
房颤,预防	ACEI、ARB、βB、醛固酮拮抗剂
房颤,心室率控制	βB、非二氢吡啶类 CCB
外周动脉疾病	ACEI、CCB、ARB
其他	
单纯收缩期高血压(老年人)	利尿剂、CCB
代谢综合征	ACEI、ARB、CCB
糖尿病	ACEI、ARB

LVH:左心室肥厚;ACEI:血管紧张素转换酶抑制剂;CCB:钙通道阻滞剂;ARB:血管紧张素受体阻滞剂;βB:β受体阻滞剂

表 3-11 老年高血压降压药物的选择

推荐	推荐类别	证据水平
推荐使用噻嗪类/袢利尿剂、CCB、ACEI 和 ARB 进行降压的起始和维持治疗	I 类	A 级
对于大多数高于靶目标值 20 mmHg 以上的老年患者,起始治疗可采用两药联合	I 类	A 级
如果两种药物联合治疗血压仍不能达标,推荐采用噻嗪类/袢利尿剂、CCB、ACEI 或 ARB 三种药物联合治疗,或使用单片复方制剂	I 类	A 级
≥80 岁的高龄患者和衰弱的老年患者,推荐初始降压采用小剂量单药治疗	I 类	A 级
不推荐两种 RAS 抑制剂联合	Ⅲ 类	A 级

CCB:钙通道阻滞剂;ACEI:血管紧张素转换酶抑制剂;ARB:血管紧张素受体阻滞剂;RAS:肾素-血管紧张素系统。1 mmHg＝0.133 kPa

(1)利尿剂:主要是噻嗪类利尿剂,属于中效利尿剂。根据分子结构又可分为噻嗪型(如氢氯噻嗪)和噻嗪样利尿剂(如吲达帕胺)。保钾利尿剂属于弱效利尿剂,分为两类:一类为醛固酮受体拮抗剂,代表药物包括螺内酯和依普利酮。另一类作用不依赖醛固酮,代表药物包括氨苯蝶啶和阿米洛利。利尿剂尤其适合于老年高血压、难治性高血压、心力衰竭合并高血压和盐敏感性高血压等患者。利尿剂单药治疗推荐使用小剂量,以避免不良反应发生。

　　我国独立完成的脑卒中后降压治疗研究(PATS)是国际上第一个较大规模的安慰剂对照的脑卒中后二级预防降压治疗临床实验,结果表明,吲达帕胺(2.5 mg/d)治疗组与安慰剂组相比,血压降低了 5/2 mmHg,脑卒中的发生率降低了 29%。我国参与的高龄老年高血压治疗研究(HYVET)结果显示,收缩压>160 mmHg 的高龄老年(≥80 岁)高血压患者采用缓释吲哒帕胺 1.5 mg/d 将收缩压降低到 150 mmHg,与安慰剂相比,脑卒中及全因死亡的风险分别减少 34%和 28%。

　　(2)CCB:根据血管和心脏的亲和力及作用比将其分为二氢吡啶类 CCB 与非二氢吡啶类CCB。不同制剂的二氢吡啶类 CCB 作用持续时间、血管选择性及药代动力学不同,其降压效果和不良反应存在一定差异。

　　中国老年收缩期降压治疗临床试验(Syst-China)以及上海老年高血压硝苯地平试验等临床试验(STONE)证实,以尼群地平、硝苯地平等 CCB 为基础的降压治疗方案可显著降低我国高血压患者脑卒中的发生率与死亡率。国际硝苯地平控释片抗高血压干预研究(IN-SIGHT)证实硝苯地平控释片能够显著降低患者心脑血管事件风险。非洛地平降低并发症研究(FEVER)显示,氢氯噻嗪加非洛地平与单用氢氯噻嗪相比,血压进一步降低了 4/2 mm-Hg,致死与非致死性脑卒中降低 27%。FEVER 试验事后分析发现,治疗后平均血压水平<120/70 mmHg 时,脑卒中,心脏事件和总死亡危险最低。国家"十二五"项目 LEADER 研究显示,马来酸左旋氨氯地平可有效降低我国高血压患者的心脑血管复合终点事件,下肢水肿等不良反应较氨氯地平发生率低。

　　(3)ACEI:各类 ACEI 制剂的作用机制大致相同。ACEI 具有良好的靶器官保护和心血管终点事件预防作用,尤其适用于伴慢性心力衰竭以及有心肌梗死病史的老年高血压患者。ACEI 对糖脂代谢无不良影响,可有效减少尿白蛋白排泄量,延缓肾脏病变进展,适用于合并糖尿病肾病、代谢综合征、慢性肾脏病(chronic kidney disease,CKD)、蛋白尿或微量白蛋白尿的老年高血压患者。

　　我国参与的国际合作脑卒中后降压治疗预防再发研究(PROGRESS),入选了整个试验6105 例患者中 1/4 病例,结果表明,培哚普利加吲达帕胺或单药治疗总体降低脑卒中再发危险 28%,培哚普利加吲达帕胺联合治疗的降压效果优于单用培哚普利。亚组分析的结果显示,中国与日本等亚洲研究对象脑卒中风险下降的幅度更大。我国对所入选的 1520 例患者进一步进行了随访观察,平均 6 年随访的数据证实,降压治疗显著降低脑卒中再发危险,总死亡以及心肌梗死的危险也呈下降趋势。我国参与的降压降糖治疗 2 型糖尿病预防血管事件的研究(ADVANCE),入选了 30%的研究对象,研究结果显示,在糖尿病患者中采用低剂量培哚普利/吲达帕胺复方制剂进行降压治疗,与常规降压治疗相比,可降低大血管和微血管联合终点事件达 9%。

　　(4)ARB:高血压伴心血管事件高风险患者,ARB 可以降低心血管死亡、心肌梗死、卒中或因心力衰竭住院等复合终点事件发生风险。ARB 可降低糖尿病或肾病患者的蛋白尿及微量白蛋白尿,尤其适用于伴左室肥厚、心力衰竭、糖尿病肾病、代谢综合征、微量白蛋白尿或蛋白尿患者以及不能耐受 ACEI 的患者。

　　(5)β受体阻滞剂:β受体阻滞剂适用于伴快速性心律失常、心绞痛及慢性心力衰竭的老年高血压患者。在与其他降压药物的比较研究中,对于降低卒中事件发生率,β受体阻滞剂并未显示出优势。因此,不建议老年单纯收缩期高血压患者和卒中患者首选β受体阻滞剂,除非有β受体阻滞剂使用强适应证,如合并冠心病或心力衰竭。

3. 降压药物的联合应用

单药治疗血压未达标的老年高血压患者,可选择联合应用两种降压药物。初始联合治疗可采用低剂量联用方案,若血压控制不佳,可逐渐调整至标准剂量。联合用药时,药物的降压作用机制应具有互补性,并可互相抵消或减轻药物不良反应。如 ACEI 或 ARB 联合小剂量噻嗪类利尿剂。应避免联合应用作用机制相似的降压药物,如 ACEI 联合 ARB。但噻嗪类利尿剂或袢利尿剂和保钾利尿剂在特定情况下(如高血压合并心力衰竭)可以联合应用;二氢吡啶类 CCB 和非二氢吡啶类 CCB 也是如此。

若需三药联合时,二氢吡啶类 CCB+ACEI(或 ARB)+噻嗪类利尿剂组成的联合方案最为常用。对于难治性高血压患者,可在上述三药联合基础上加用第四种药物,如醛固酮受体拮抗剂、β受体阻滞剂或α受体阻滞剂。

单片复方制剂通常由不同作用机制的降压药组成。与自由联合降压治疗相比,其优点是使用方便,可增加老年患者的治疗依从性。目前我国上市的新型固定配比复方制剂主要包括:ACEI+噻嗪类利尿剂、ARB+噻嗪类利尿剂、二氢吡啶类 CCB+ARB、二氢吡啶类 CCB+β受体阻滞剂及噻嗪类利尿剂+保钾利尿剂等。我国传统的单片复方制剂,如长效的复方利血平氨苯蝶啶片(降压0号),以氢氯噻嗪、氨苯蝶啶、硫酸双肼屈嗪及利血平为主要成分;因价格经济并能安全有效降压,符合老年人降压药物应用的基本原则,且与 ACEI 或 ARB、CCB 等降压药物具有良好的协同作用,可作为高血压患者降压治疗的一种选择。

4. 降压治疗后的随访

适当的随访和监测可以评估治疗依从性和治疗反应,有助于血压达标,并发现不良反应和靶器官损害。启动新药或调药治疗后,需要每月随访评价依从性和治疗反应,直到降压达标。随访内容包括血压值达标情况、是否发生过体位性低血压、是否有药物不良反应、治疗的依从性、生活方式改变情况及是否需要调整降压药物剂量,实验室检查包括电解质、肾功能情况和其他靶器官损害情况。启动降压药物治疗后,家庭测量血压的应用,团队照顾以及恰当的远程医疗均有助于改善老年患者的血压达标率。

第二节　高血压伴缺血性心脏病

流行病学资料证实高血压不仅是卒中和心力衰竭的主要危险因素,更是缺血性心脏病的危险因素。长期体循环动脉压力增高,致使心脏后负荷过重,从而引起左心室肥厚、扩大,肥厚、扩大的心脏并可能进一步导致原有的心肌缺血加重,甚至发生心功能不全,从而导致患者死亡。高血压可促进动脉粥样硬化的发生和发展,并且持续性的血压升高可使血管内膜的斑块破损,引起急性的心血管事件。高血压在世界范围内普遍控制不佳,在高危患者(如慢性肾病、糖尿病和缺血性心脏病患者),其血压的控制及达标率更低。北美、亚洲和非洲等国家的调查发现,由于高血压没有得到很好的控制,其并发症所导致的致死率和致残率明显增加。这可能也是缺血性心脏病是发达国家致死和致残的主要疾病的原因,预计到 2020 年缺血性心脏病将是发达国家致死的最主要原因。

一、高血压伴缺血性心脏病的发病机制

（一）压力与容量负荷增加

物理力学（压力、流量）是心脏结构和功能改变的主要决定因素，也是影响血管重塑和动脉粥样硬化的重要因素。高血压患者由于左心室输出阻抗提高，使心肌壁张力增加，根据 Laplace 定律，室壁的应激与心室腔直径与收缩压乘积有关，与室壁厚度成负相关，压力负荷使收缩期室壁与肌节应激性增高，导致向心性心肌肥厚，心肌对氧的需求增加。并且高血压患者的冠状动脉血流量减少，冠状动脉血流储备降低。

（二）心肌间质纤维化

血压持续升高或处于正常高值时，因血管壁张力增加致血管壁弹性纤维变薄、断裂，以及动脉胶原沉积增加，胶原量积累超过 20% 便会出现纤维化，最终导致血管顺应性降低。此外，高血压也可引起血管内皮功能障碍，动脉僵硬度增加，脉压增大，进而造成收缩压进一步增高。

（三）氧化应激

氧化应激是高血压和动脉粥样硬化的一个重要特征。产生过多的活性氧损伤内皮细胞和心肌细胞的结构和功能，导致急性和慢性的病变。例如，损伤的血管内皮细胞失去其扩张血管的能力，引起血栓闭塞。活性氧刺激趋化因子和黏附分子的释放，促进白细胞在血管壁上的黏附。这种低度的、自我持续的血管炎症过程，有助于动脉粥样硬化的形成。炎症介质激活血管平滑肌细胞，使其增殖和迁移到内膜下间隙。在血脂异常情况下，血管内的单核细胞吞噬氧化低密度脂蛋白，形成泡沫细胞，泡沫细胞坏死崩解，形成粥样坏死物及粥样硬化斑块。活化的巨噬细胞分泌基质金属蛋白酶和组织蛋白酶，能降解胶原纤维帽，形成不稳定的、极易破裂的斑块。破裂的斑块和大量高度致凝血的物质释放到血管腔，导致局部血栓形成，冠状动脉闭塞，造成急性心肌梗死。慢性高血压也可引起微循环结构异常。在血管组织，氧化应激主要是由还原型烟酰胺腺嘌呤二核苷酸磷酸（nicotinamide adenine dinucleotide phosphate，NADPH）氧化酶活化引起。NADPH 可由机械力（如高血压），激素（尤其是血管紧张素Ⅱ），氧化胆固醇脂和细胞因子激活，激活的 NADPH 氧化酶使细胞内超氧阴离子自由基（O^{2-}）增多。O^{2-} 性质活泼，具有很强的氧化性和还原容易与一氧化氮形成过氧亚硝基阴离子（peroxynitrite，$ONOO^-$），$ONOO^-$ 具有极高的细胞毒性，可引起血管平滑肌细胞增殖，黏附分子的表达等。研究发现 NADPH 氧化酶的亚基在动脉粥样硬化和动脉损伤中表达上调，这一结果提示动脉粥样硬化的患者，NADPH 氧化酶活性增加。

（四）体液免疫和代谢因素

许多导致高血压发生和维持的机制，也介导靶器官损害，例如冠状血管和心肌。这些机制包括交感神经系统和肾素-血管紧张素-醛固酮系统（RAAS）的激活；血管扩张因子的释放和（或）活性的不足，例如一氧化氮、前列环素及钠尿肽；动脉结构与功能异常，特别是内皮功能障碍，生长因子和炎症细胞因子表达增加。因此，对于高血压伴缺血性心脏病患者，抗高血压药物治疗可能至少存在独立于降压作用外的其他一些有益的作用。血管紧张素转化酶抑制药（ACEI）和血管紧张素受体拮抗药（ARB）已被证明可以通过抑制 NADPH 氧化酶的活化，从而降低氧化应激反应，这一作用支持前面提出的抗高血压药物除了降压作用外，还有其他重要的血管保护作用。此外，RAAS 与脂代谢紊乱之间也有相互作用，高胆固醇血症可激活 RAAS,主要通过调节血管 ATI 受体密度和功能及全身的血管紧张素Ⅱ肽合成,而 RAAS 刺激低密度脂蛋白胆固醇在动脉壁沉积。

二、高血压伴缺血性心脏病的病理生理改变

高血压患者发生缺血性心脏病可有以下三种病理生理变化。

(一)动脉粥样硬化的形成

高血压引起血管内皮损伤,损伤的内皮细胞导致强血管舒张因子(如一氧化氮)合成和释放受损,并且促进活性氧族和其他炎症因子的积聚,最终引起动脉粥样硬化的发生。冠状动脉粥样硬化斑块由稳定转为不稳定,粥样硬化斑块破裂或侵蚀,继而引起完全或不完全闭塞性血栓形成,从而导致急性冠状动脉综合征(Acute Coronanry Syndromes,ACS)。

ACS 包括不稳定型心绞痛、非 ST 段抬高型心肌梗死和 ST 段抬高型心肌梗死。虽然斑块破裂是 ACS 发生的基础,但研究发现,不稳定型心绞痛和非 ST 段抬高型心肌梗死斑块破裂部位形成的血栓,是以血小板成分为主的"白色"血栓,而 ST 段抬高型心肌梗死时是以纤维蛋白和红细胞成分为主的"红色"血栓。冠状动脉造影发现,ST 段抬高型心肌梗死是血栓引起冠状动脉闭塞、血流中断的结果,而不稳定型心绞痛和非 ST 段抬高型心肌梗死血栓多为非闭塞性。ACS 是常见的致死性疾病之一,在这一过程中,炎症反应起着关键作用。炎症过程是高血压和粥样硬化共同的显著特征。在高血压的发生和维持中,RAAS 和交感神经系统同样也可以促进动脉粥样硬化的进展。血管紧张素Ⅱ具有升高血压作用,并且能导致血管收缩和重构,促进动脉粥样硬化的发展。研究结果表明 ARB 除了有降低血压的作用外,还可以改善动脉粥样硬化和缺血性心脏病的预后。

(二)血管僵硬度增加

各种原因引起的血管功能障碍最终将引起大血管壁、中血管壁的增厚,顺应性下降。血管僵硬度增加是高血压患者的主要特征之一,血管僵硬度增加导致收缩压升高,舒张压下降,脉压增加。舒张压下降将使心脏供血减少,引起心脏缺血。另外,血管僵硬度增加,将使脉搏波传导速度增加,反搏波在主动脉瓣关闭前到达主动脉根部,使收缩压进一步增高,而主动脉瓣关闭后反搏波提升舒张压的作用消失,进一步使舒张压下降。动脉僵硬度增加的结果是心脏耗氧量增加,心肌供血减少,最终导致缺血性心脏病。

(三)后负荷增加和左心室肥大

高血压本身因后负荷增加导致的心肌肥厚可以产生相对的心肌缺血,并影响心室舒张和冠状动脉血流。研究发现左心室肥大减少了冠状动脉血流储备,并且是缺血性心脏病、心力衰竭、卒中及猝死的独立危险因素。

三、高血压伴缺血性心脏病的临床表现

(一)症状及体征

患者有长期高血压史,伴或不伴有典型心绞痛症状,也可以高血压伴心功能不全为主要表现。体格检查可发现心界正常或稍向左下扩大,心尖搏动有力,可有抬举感。在高血压及冠心病的基础上可并发心力衰竭、猝死及心律失常等。

（二）诊断

1.心电图及动态心电图检查

高血压患者即使没有并发冠心病其心电图也会出现缺血性改变,因为长期高血压引起心肌肥厚,心脏压力负荷加重,冠状动脉储备不足。此外,肥厚的心肌需要更多血供,这就加剧了心肌自身的缺血。研究发现心肌肥厚是高血压患者出现发作性 ST 段改变的主要原因之一。因此,心电图并不是确诊高血压伴缺血性心脏病的最终方法。

2.胸部 X 射线检查

主要表现为"主动脉型心脏"。表现为主动脉扩张,延伸迂曲,主动脉结明显向左突出,心腰凹陷,少数心影呈普大型,并可见升主动脉增宽及主动脉结钙化等。

3.心脏超声检查

心室壁增厚,也可出现室壁呈节段性运动减弱或消失、左心室射血分数降低及心腔内径扩大等。

4.冠状动脉造影

冠状动脉造影是确诊缺血性心脏病的金标准,可见一支或多支冠状动脉弥漫性狭窄或闭塞。

5.心室核素造影

可见缺血性心肌病的影像学表现,心肌显像可见心肌多节段放射性核素灌注异常,心腔扩大、室壁运动障碍,射血分数下降等。

四、高血压和缺血性心脏病的关系

目前,研究已证明高血压是冠心病的主要危险因素之一。血压水平与心血管病发病和死亡的风险之间存在密切的因果关系。INTERHEART 研究入选了 52 个国家的高血压患者,结果发现高血压患者比糖尿病患者发生急性心肌梗死的危险性更大。一项全球 100 万(40～89 岁)人次、平均随访 12 年的前瞻性观察 Meta 分析显示,诊室收缩压或舒张压与冠心病事件的风险成连续、独立、直接的正相关,血压从 115/75～185/115 mmHg,收缩压每升高 20 mmHg 或舒张压每升高 10 mmHg,心血管并发症发生的风险倍增。13 个包括中国在内的亚太队列研究也显示诊室血压水平与冠心病事件密切相关,而且亚洲人群血压升高与冠心病事件的关系比澳大利亚及新西兰人群更强,收缩压每升高 10 mmHg,亚洲人群的致死性心肌梗死风险分别增加 31％,而澳大利亚与新西兰人群只增加 21％。我国人群监测数据显示,心脑血管病死亡占总死亡人数的 40％以上,其中每年 300 万例心血管病死亡中至少一半与高血压有关。

由于年龄不同,收缩压及舒张压对预测冠心病事件的风险程度也不相同。在年轻人群中,舒张压增高预测冠心病事件的价值高于收缩压,而在 50 岁以上的人群中,收缩压的预测价值开始超越舒张压。对于老年人而言,随着年龄的增加,收缩压也不断增高,而舒张压则呈下降趋势。因此,脉压升高成为老年人较强的冠心病事件预测因子。然而,在所有年龄阶段,收缩压及舒张压增高均对缺血性心脏病及死亡率有很大的影响。

高血压伴左心室肥大可明显增加心血管事件的风险。早期研究认为高血压伴左心室肥大的患者,再次心肌梗死、心血管疾病引起的总死亡率和致残率均显著增加。Framingham 研究表明 45 岁以上男性高血压患者心电图出现左心室肥大表现后,6 年病死率达 40％。另有报道,高血压左心室肥大患者发生心力衰竭及猝死危险性增高。此外,心肌肥厚、冠状动脉储备功能降低,冠状动脉发生脂质斑块,可增加心肌缺血性事件的发生率。

五、高血压伴缺血性心脏病的治疗

(一)血压控制的目标

高血压伴缺血性心脏病患者属于高血压的极高危人群,其治疗原则是持续、稳定控制血压,降低缺血和心血管事件的发生。早期、持续、系统的抗高血压药物治疗是防治本病的最根本性方法,应首先选用降压效果稳定、持续和具有显著心脏保护作用的药物,如 β 受体阻滞药、血管紧张素转化酶抑制药或钙通道阻滞药等。

对于高血压伴缺血性心脏病患者,最关键的收缩压和舒张压的最佳降压目标是什么? 这些降压药物除了降压作用外,是否还有其他特殊的保护作用? 这些降压药物对于缺血性心脏病的一级和二级预防有什么作用? 哪些降压药物应该用于稳定或不稳定型心绞痛? 哪些应该用于非 ST 段抬高型心肌梗死或 ST 段抬高型心肌梗死? 什么是抗高血压药物的最佳组合? 目前这些问题虽然尚有争议,但也有大量研究给予我们重要的提示。

一般来说,收缩压降低,心脏的工作负荷减轻,心肌氧供需平衡得到改善,许多研究也表明,降低收缩压或舒张压总体能降低心血管风险。既往研究以舒张压(≥90 mmHg)为入选标准的降压治疗试验显示,舒张压每降低 5 mmHg,收缩压降低 10 mmHg,可使缺血性心脏病的风险降低 14%。一项单纯收缩期高血压(收缩压≥160 mmHg,舒张压＜90 mmHg)降压治疗试验也显示,收缩压降低 10 mmHg,舒张压降低 4 mmHg,可使缺血性心脏病的风险降低 23%。最近一项关于高血压非糖尿病患者的研究,严格控制血压(收缩压＜130 mmHg)组左心室肥大及心血管不良事件(心血管疾病发病或死亡)的发生率显著降低。虽然研究证明血压降低可明显降低心血管事件的风险,但对于高血压伴缺血性心脏病患者,并不是降压目标越低,患者获益越大。Bangalore 等入选了 4162 名高血压伴急性冠状动脉综合征的患者,随访 2 年,结果发现血压在 136/85 mmHg 时,心血管不良事件的发生率最低;当血压在(110～130)/(70～90) mmHg 时,心血管不良事件的风险与 136/85 mmHg 时相似;而当血压＜110/70 mmHg 时,心血管事件的风险反而增加。Bangalore 等又对冠心病患者的抗高血压治疗和心血管疾病风险的关系进行分析,结果发现当血压为 146.3/81.4 mmHg 时,心血管疾病的发病率最低;当血压小于(110～120)/(60～70) mmHg 时,心血管疾病的发病率呈增加趋势。对 15 项随机临床试验(入选了 276328 名患者,随访 3.4 年)结果分析发现,强化降压至＜135 mmHg时,心力衰竭发生率降低 15%,并同样可降低急性心肌梗死和心绞痛的发生,而低血压的发生率升高 105%。此外,有研究发现,当收缩压低于 120 mmHg 时,与安慰剂组相比,药物治疗组心血管疾病死亡率明显增加。

对于缺血性心肌病患者,舒张压的控制尤为重要,持续、过度的舒张压下降可能对心脏产生不利后果。Nogueira 分析 INVEST、TNT、ONTARGET、PROVE IT-TIMI 22、SMART 等大型临床试验结果发现,收缩压和舒张压均存在 J 型曲线,且舒张压的 J 型曲线更为明显;建议高血压伴缺血性心脏病患者,尤其是冠状动脉血流量严重受损的患者,其收缩压不要低于 120～125 mmHg,舒张压不能低于 70 mmHg。因为冠状动脉血液供应发生在心室舒张期,在心室收缩期,心肌收缩可压缩心肌内血管,其血流受阻碍,由此产生 J 型曲线。因此,舒张压过低会影响心肌灌注。目前认为,舒张压＜70 或 60 mmHg 可引起心肌缺血发生率和死亡率增加已被广泛接受。虽然心肌能在45～125 mmHg范围内自动调节灌注压力,也能耐受不同程度的冠状动脉狭窄,但是缺血性心脏病患者血流动力学变化是非常复杂的,其冠状动脉自动调节功能受损,使自动调节下限压力上调。因此,当舒张压下降时,冠状动脉狭窄远端的血管灌注减少,从而导致左心室充盈压增加,使冠状动脉灌注进一步降低,心肌缺血进一步加重,产生恶性循环。高血压伴左心室肥大时,即使舒张压维持在适当的较低水平,仍可导致左心室内膜缺血,心肌缺血加重。因此,对于有冠状动脉闭塞和心肌缺血证据的高血压患者,应谨慎降压。

(二)一般治疗

无论高血压还是冠心病患者都应建议改善生活方式,包括戒烟、减肥、减轻精神压力、减少盐和乙醇摄入及增加体力活动等。生活方式的改善可降低抗高血压药物治疗的剂量。此外,增加钾的摄入也可以降低血压,尤其是对盐摄入很高的人群。运动可以改善心脏功能,降低心脏后负荷,增加缺血性心脏病患者的冠状动脉血流储备,降低心血管危险因素的危害性及住院率。Achilov等发现对于高血压伴缺血性心脏病患者,低强度的激光照射可以提高抗高血压、心肌缺血及心绞痛的作用,因此,建议对这些患者可给予低强度激光照射治疗。

(三)药物治疗

1.β受体阻滞药

对于高血压伴缺血性心脏病患者,首选的治疗药物是β受体阻滞药,除非患者具有禁忌证(包括低血压、严重的支气管肺疾病、失代偿性心力衰竭、窦房结或房室结功能障碍、严重的周围血管病)。一般优先选择无内在拟交感活性的β受体阻滞药,其既能降低心肌耗氧量和心率,增加舒张充盈期冠状动脉血流,又能防止儿茶酚胺对心脏的损害,改善左心室和血管的重构及功能。研究已经证明β受体阻滞药可限制梗死面积、提高生存率、降低复发性心肌梗死的风险和心脏性猝死的发病率。美托洛尔、卡维地洛及比索洛尔被证实可以改善心力衰竭患者的预后。ASCOT研究发现,阿替洛尔在减少心血管不良事件上优于氨氯地平;但在降低收缩压和心脏后负荷的作用上低于氨氯地平。Wiysonge等分析了13项随机对照研究,将β受体阻滞药与安慰剂、利尿药、钙通道阻滞药和肾素-血管紧张素系统(RAS)抑制药进行比较,结果发现β受体阻滞药可以使心血管疾病的发生适度减少,但对死亡率无明显影响。因此,高血压伴冠心病的患者用β受体阻滞药治疗可明显获益。长期应用患者突然停药可发生反跳现象,即原有的症状加重或出现新的表现。

2.钙通道阻滞药(CCB)

CCB是有效的抗高血压药物,主要通过阻断血管平滑肌细胞上的钙离子通道发挥扩张血管、降低血压的作用,对心室肌及动脉壁有逆转作用。包括二氢吡啶类CCB和非二氢吡啶类CCB。Messrli等研究发现,CCB与利尿药相比,具有相似的降低血压效果,但CCB治疗可使左心室肥大及室性心律失常的发生率和严重程度均降低。值得注意的是,短效硝苯地平因扩张血管而产生类似肼屈嗪的反射性交感神经刺激作用。虽然也能减轻左心室肥大,但大量使用该药后,心率及肾素活性增高,而劳力性心绞痛患者因心率增加而使心肌耗氧量增加,心绞痛加重,故对劳力性心绞痛患者应慎用硝苯地平。对急性冠状动脉综合征患者一般也不推荐使用短效硝苯地平。若血压持续升高或心绞痛持续存在,可联合应用硝苯地平和β受体阻滞药,最好推荐长效二氢吡啶类CCB,其可降低血压引起血管扩张,降低外周阻力和管壁张力,从而降低心肌氧需求;并可以通过扩张冠状动脉增加心肌氧供应。地尔硫草既可减轻左心室肥大,又不产生反射性心率增加,但其降压强度不如硝苯地平,且具有负性肌力作用,适用于高血压伴变异型心绞痛无心力衰竭及传导阻滞的患者。但非二氢吡啶类CCB与β受体阻滞药联合用于治疗心绞痛,应高度注意严重心动过缓或房室传导阻滞等并发症。对于高血压伴心绞痛的患者,CCB是β受体阻滞药最好的替代品,然而,因其不能阻止心室扩张和心力衰竭,故不推荐用于二级预防。

3. 硝酸酯类药物

硝酸酯类在高血压治疗中的应用很少,而广泛应用于β受体阻滞药和CCB不能控制的急性和慢性心绞痛。两项大型试验结果显示,硝酸酯类与安慰剂比较对患者死亡率并无特别影响。硝酸酯类只能缓解心绞痛、控制血压和减轻肺淤血,不能减少心血管事件,仅特定的心力衰竭患者获益。

4. 血管紧张素转化酶抑制药(ACEI)

动物实验及临床研究已经证实ACEI最明显的作用表现在抑制心肌肥大的形成。长期应用ACEI治疗6个月以上,可使心脏重量减轻30%(减轻部分是心肌还是心肌间质纤维尚不能肯定)。心脏重量减轻和结缔组织减少均可改善左心室舒张功能。ACEI对受损心脏的修复不但限制心肌损伤的发展,而且能使受损的心脏恢复到接近生理状态。ACEI逆转心肌肥厚的机制除了降低血压和减少后负荷外,还通过抑制血管紧张素的合成和血管紧张素介导的肾上腺素的分泌而减轻心肌肥厚。ACEI对心脏的保护作用在于:①降低心脏前后负荷,改善血流动力学;②降低冠状动脉阻力,改善心肌缺血;③使电解质平衡失调恢复正常,如纠正低血钾、低血钠、低血镁;④拮抗过量的儿茶酚胺和血管紧张素;⑤减少缺血所致的心肌坏死。EUROPA研究入选了12218名患者,随机分为治疗组(培哚普利)或安慰剂组,结果发现培哚普利组显著减少心肌梗死面积、心血管疾病引起的死亡或心脏骤停的发生。HOPE研究入选了9297名伴心血管疾病危险因素的患者(其中半数患有高血压),随机分为雷米普利治疗组或安慰剂组。结果显示雷米普利组的心血管死亡、卒中和心肌梗死显著减少,其亚组分析显示,雷米普利明显降低了24 h动态血压。因此,ACEI适用于高血压伴缺血性心脏病患者,并被推荐用于所有心肌梗死患者。禁忌证为双侧肾动脉狭窄、高钾血症及妊娠妇女。

5. 血管紧张素Ⅱ受体拮抗药(ARB)

血管紧张素Ⅱ(AngⅡ)是肾素-血管紧张素系统(RAS)的效应分子,因此阻断RAS系统最直接的途径是在受体部位拮抗AngⅡ的作用。对ACEI不耐受或过敏的患者,ARB可替代ACEI治疗其高血压、冠心病和心力衰竭。VALIANT研究发现,在降低心肌梗死后心血管不良事件发生的作用上,缬沙坦具有与卡托普利类似的作用。VALUE研究入选了15245名高血压患者,发现缬沙坦和氨氯地平同样具有降低心血管不良事件发生的作用,对于不能耐受ACEI的患者是一个很好的替代选择。ARB的禁忌证同ACEI。

6. 利尿药

利尿药的降压机制在早期是通过排钠利尿,使血容量及心排血量降低而降压。数周后则通过降低小动脉平滑肌细胞内钠浓度,使血管扩张而降压。已经研究证明,利尿药能使高血压患者心血管病的死亡率及致残率降低,是最有价值的降压药之一。利尿药具有很好的降压作用,但使用剂量过大可导致糖耐量异常、脂质代谢紊乱及低血钾等不良反应。噻嗪类利尿药因对代谢的影响可加重心血管疾病的危险性。对急性心肌梗死患者,不主张应用噻嗪利尿药,如果确实需要,也应谨慎使用;痛风者禁用,高尿酸血症以及明显肾功能不全者慎用。对于心肌梗死后无肾衰竭(男性肌酐<2.5 mg/L,女性肌酐<2.0 mg/L)且血钾正常的患者,或高血压左心室射血分数(LVEF)≤40%的患者应给予醛固酮受体拮抗药,如螺内酯。

联合应用降压药物对高血压伴缺血性心脏病患者尤为重要,联合用药的原则应遵循在作用机制上具有互补性,在降压作用上具有相加性,在不良反应上具有互相减轻或抵消性。联合用药的适应证为2级高血压,高于目标血压20/10 mmHg和(或)伴有多种危险因素、靶器官损害或临床疾患的高危人群。初始治疗即需要应用两种小剂量降压药物,如仍不能达到目标血压,可在原药基础上加量,或可能需要三种、甚至四种以上降压药物。

(四)高血压合并稳定型心绞痛治疗

1.β受体阻滞药

具有控制劳力性心绞痛、控制血压和抗心律失常作用,多项指南均将该药作为Ⅰ、A类推荐。

2. ACEI(ARB)

这类患者应用ACEI可降低死亡和MI等事件的发生。

3. CCB

如有β受体阻滞药使用禁忌证,可考虑长效CCB作为初始治疗药物。不提倡应用短效二氢吡啶类CCB,因为此类药物可以增加心肌耗氧量,加重心绞痛的发作。长效CCB,尤其是非二氢吡啶类CCB,是β受体阻滞药的最佳替代药物。CCB常与β受体阻滞药联用,以增加抗心绞痛和降压的疗效,但不宜选用非二氢吡啶类CCB,有增加严重心动过缓或高度传导阻滞的危险。

(五)高血压合并急性冠状动脉综合征治疗

高血压合并急性冠状动脉综合征的患者β受体阻滞药和ACEI是首选药物,可预防心室重构。尽可能选用长效制剂,控制24 h血压,减少血压波动,尤其是清晨血压。当血压控制不佳时也可以联合其他降压药。

1. 不稳定型心绞痛和非ST段抬高心肌梗死

(1)β受体阻滞药:可降低不稳定型心绞痛患者的心绞痛频率,缩短持续时间,在无低血压和心力衰竭的情况下应用。

(2)CCB:β受体阻滞药禁忌使用时,如无严重左心功能不全或其他禁忌证,可首选非二氢吡啶类CCB。β受体阻滞药不能很好控制血压和心绞痛时,可以加用长效二氢吡啶类CCB。CCB可作为冠状动脉痉挛致心绞痛(如变异型心绞痛和寒冷诱发心绞痛)的首选治疗。

(3)ACEI(ARB):ACEI适用于该类患者,如患者ACEI不耐受,可给予ARB治疗。

2. ST段抬高急性心肌梗死

(1)β受体阻滞药:无心力衰竭、低心排血量、心源性休克危险以及β受体阻滞药禁忌证的患者,应在24 h内开始口服该药。如患者伴有严重的心肌梗死后心绞痛,其他药物治疗无效时,考虑静注短效$β_1$受体阻滞药,早期应用可减少缺血事件发生。

(2)ACEI(ARB):应早期给予ACEI,当患者不能耐受ACEI类时,应改用ARB,但不主张两者联合使用。

(3)CCB:不能降低该类患者的死亡率,在此类患者中不宜应用。

(4)利尿药:适用于高血压伴缺血性心脏病、心力衰竭的患者,但要注意电解质及代谢紊乱的问题。

第三节　高血压合并心力衰竭

高血压是心力衰竭的常见原因之一,高血压可使心力衰竭的发病风险增加 2～3 倍,而 2/3 以上心力衰竭患者现患高血压或既往有高血压的病史。随着高血压发病率的上升、人口老龄化加速及各种危险因素的增加,我国高血压合并心力衰竭的患者数量也在增加。一旦出现心力衰竭,意味着高血压患者进入心血管疾病的终末阶段,其死亡率高、预后不良,增加家庭及社会的经济负担,而且尚无特效治疗手段。因此,只有将防治重心前移,才能使患者获益更多。

一、高血压合并心力衰竭的流行病学

1971 年,McKee 等针对充血性心力衰竭的流行病学发表了开创性的 Framingham 心脏研究。在研究中,作者提出了一套规范的心力衰竭(心衰)标准和心衰的危险因素。他们的研究强调高血压作为心衰的先导因素在人群中的重要性,强调预防心衰的潜在机会是对高血压等危险因素的调控,目的是减少心力衰竭的负担 Framingham 研究发现高血压患者心力衰竭的发生率为 80%。SHEP 和 Syst-EUR 等临床试验报告高血压患者发生心力衰竭的危险比健康人高出 3～4 倍,老年高血压患者心力衰竭高出中青年高血压患者 2 倍以上。Kannel 等的一个后续研究表明,男性高血压患者与血压正常的人相比,有 8 倍心衰风险。同样,与血压正常的妇女相比,高血压的妇女有 4 倍的风险。

除了美国,其他国家也把高血压作为心衰的关键危险因素,如撒哈拉以南非洲地区急性心衰患者中 45% 合并有高血压。WHO 对欧洲人群的一项流行病学调查发现,高血压、左心室肥大(LVH)和冠心病是导致舒张功能异常的主要独立危险因素,其中既往有高血压病史者占 16.5%。日本的一项研究对 8 个城市的 15 所医院共有 3169 名心衰患者进行了调查,发现高血压在心衰病因中占 11.5%。韩国一项 24 个中心、3200 名患者的注册研究资料显示,46.5% 的心衰患者既往有高血压。与欧美发达国家一样,冠心病和高血压均为我国心衰患者的重要病因。中华医学会心血管病学分会对我国部分地区 42 家医院的住院病历进行回顾性分析(1980—2000 年),共入选 10714 名心衰患者,结果显示心衰的病因依次为冠心病、风湿性心瓣膜病以及高血压。而且,1980—2000 年间,冠心病从 36.8% 增至 45.6%,高血压从 8.0% 升至 12.9%,风湿性心脏病则由 34.4% 降至 18.6%。2005 年曹雅旻等采取问卷调查的方式分析了我国 17 个地区(11 个省、3 个自治区以及 3 个直辖市)2066 所基层医院心衰患者的主要病因,总体结果显示心衰前 3 位的病因分别是冠心病(57.1%)、高血压(30.4%)和风湿性心脏病(29.6%)。

2005 年 ESC 及美国心脏病学会(the American College of Cardiology,ACC)和美国心脏病协会(American Heart Association,AHA)的指南均放弃了舒张性心力衰竭的提法,改为左心室射血分数正常(heart failure with normal left ventricular ejection fraction,HFNEF)或左心室射血分数尚保留的心力衰竭(heart failure with preserved left ventricular ejection fraction,HFPEF)。我国 2010 年在线发表射血分数正常心力衰竭诊治的中国专家共识,采用 HFNEF 和左心室射血分数降低的心力衰竭(heart failure with reduced left ventricular ejection fraction，HFREF)取代舒张性心力衰竭和收缩性心力衰竭。2012年5月发表的《2012欧洲心脏协会急、慢性心力衰竭诊断和治疗指南》是心血管领域重要的国际指南之一，指南使用HFPEF描述过去称之为舒张性心力衰竭的患者。左心室射血分数(LVEF)在35%~50%的患者，代表一种"灰色区域"，并最可能有轻度的收缩功能不全。HFPEF的诊断要比HFREF的诊断更困难，因为它主要是一个排除性诊断，即患者症状的潜在非心脏原因(如贫血或者慢性肺病)必须首先要排除。通常这些患者没有心脏扩大，而很多有左心室壁厚度增加和左心房增大，大多数有舒张功能不全的证据。应注意LVEF值及正常范围，这取决于所用的成像技术、分析方法和操作者。另外，收缩功能较敏感的测量，可能显示保留或者正常射血分数(EF)的患者为异常，因此，与其说保留或降低的"收缩功能"，不如说保留或降低的EF。

2004年国内研究发现HFNEF占全部心力衰竭住院病例的34.1%。国外若干临床研究中HFNEF在心力衰竭中所占的比例均有不同，其范围为40%~71%(平均为56%)。住院患者中该比例有所降低(为24%~55%，平均为40%)，社区人群中更低。HFNEF和HFREF患者的发病率、住院率以及医疗费用相似，但报道的死亡率差别较大。Framingham心脏研究中，HFNEF和HFREF的年死亡率分别为8.7%和18.9%，对照组分别为3%和4.1%。两项近期的大规模研究发现，HFNEF的死亡率略低于HFREF(22%~29% vs 26%~32%)，心力衰竭再住院率和院内并发症在两者间无太大差别。

心衰作为心血管疾病的终末阶段，其死亡率高、预后不良，尚无特效治疗手段。因此，只有将防治重心前移，才能使患者获益更多。一项涉及17项研究的Meta分析提示，降压治疗可降低心衰风险52%，明显高于卒中、冠心病及血管性死亡风险的降低程度(分别为38%、16%及21%)。降压治疗可显著降低心衰发病率(除外α受体阻滞药，它对预防心衰不如其他降压药有效)。因此，临床上无论高血压是心衰的病因，或者心衰由其他原因引起而高血压只是心衰的并存疾病时，均需积极地控制高血压。

二、高血压合并心力衰竭的病理生理机制

(一)高血压导致心力衰竭的病理生理机制

高血压导致心衰的机制复杂，从病理生理机制上来说，主要的过程是心肌重构。这包括两个方面：

1.直接后负荷增加

慢性压力负荷使心肌张力持续升高，可引起心肌细胞肥大和心肌肥厚，长期作用心肌间质细胞增生，纤维化和心肌舒张功能障碍。

(1)左心室肥大：在高血压患者中，15%~20%发生左心室肥大，即左心室质量增加。这是由于机械和神经体液的刺激促使心肌细胞生长，胚胎基因表达和细胞外基质增殖。左心室肥大分为向心性肥大和离心性肥大。向心性肥大表现为左心室厚度、左心室质量及左心室容积随舒张压升高而增加，是高血压患者左心室肥大的特点。离心性肥大表现为左心室厚度增加不均匀一致，如室间隔肥厚。向心性左心室肥大提示高血压患者预后不良，不过也是对室壁应力增加的一种保护性反应，使肥厚的心室维持适当的心排血量，但是接着可发生左心室舒张功能不全，最终可导致左心室收缩功能不全。

(2)左心房增大：左心室舒张末压增加使左心房结构和功能改变，左心房增大及左心房和左心耳的功能受损常可发生心房颤动(房颤)。在左心室舒张功能不全情况下发生房颤，失去

心房收缩更容易发生心力衰竭。

（3）心肌缺血：高血压由于剪切力增加从而导致内皮功能受损，使扩张血管的 NO 合成和释放减少，并促使动脉粥样硬化及斑块形成。因此，高血压是冠心病的高危因素。高血压还可引起冠状动脉微循环的功能异常，高血压心肌肥厚也可导致心肌需氧量增加而发生相对性供血不足。总之，高血压患者由于左心室肥大、冠心病和微循环功能障碍引起心肌缺血。

2.间接伴随交感神经系统、肾素-血管紧张素-醛固酮系统（RAAS）的激活

心肌重构伴随 RAAS 激活的后果是血管收缩、水钠潴留、心肌细胞的肥大和间质组织的增生，进一步引起心肌重构，并形成恶性循环。心力衰竭，特别是急性心衰发作时，伴随的交感神经系统、RAAS 的进一步激活使心肌收缩增强、血管收缩和水钠潴留，会导致血压急性升高。这会进一步加重心脏的后负荷，加剧心衰的进展。原发性高血压合并心力衰竭患者较心功能正常患者心率变异性、血压昼夜节律变化程度均有明显下降，均可加重心肌的靶器官损害，其中，自主神经功能损害可能起着重要作用。

（二）高血压作为导致 HFPEF 的一种主要的心血管疾病备受重视

心脏的舒张功能取决于其被动弹性和主动松弛性。被动弹性的特性异常通常是由心脏的质量增加和心肌内的胶原网络变化共同导致；主动心肌松弛的异常能够进一步增强心肌的僵硬度，其表现为左心室舒张末压力与容积的关系曲线变得更加陡直，这种情况下，中心血容量、静脉张力和心房僵硬度的轻度增加，甚至可以引起急性肺水肿。多数 HFPEF 患者除射血分数正常外，每搏量降低，心排血量减少，同时在运动状态下，心脏的储备能力也是低下的。一些射血分数正常的患者，也有收缩功能轻度异常，只不过主要表现为舒张功能异常。虽然左心室体积和射血分数正常，但在正常的左心房压力下，左心室的充盈是受限的。

（三）从危险因素到心力衰竭的进展

血脂异常、糖尿病以及吸烟这些危险因素同样可以通过影响血压来影响冠心病发病，导致左心室肥大、心肌梗死，进而影响到舒张功能、收缩功能，最后导致心力衰竭。此外，高血压患者的其他因素也可导致舒张功能不全，包括老龄、心肌纤维化或心房颤动等。在疾病的过程中，左心室的结构和功能可能是正常的。发展到心肌梗死或者左心室肥大时，左心室发生了重构，在高血压晚期，左心室肥大不引起代偿性心排血量增加，而是通过左心室腔扩大来维持心排血量。随着疾病的进展，左心室扩大及收缩功能进一步下降，导致神经体液和 RAS 激活，致使外周血管收缩、水钠潴留，最终发展到收缩性心力衰竭阶段。

从危险因素到心衰是一个较长的过程，但是如果不积极控制危险因素，最终患者都会走到心衰这条共同通道上来（见图 3-2）。

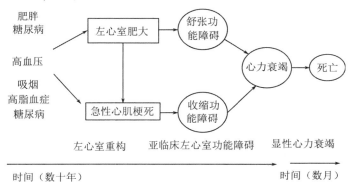

图 3-2　高血压发展至心衰的进程

三、高血压导致的不同类型心功能不全

(一)高血压导致射血分数正常或保留的心功能不全

高血压是 HFPEF/HFNEF 的最常见原因。在高血压不伴左心室肥大的患者中,无症状性左心室舒张功能不全的发生率高达 33%,HFPEF 患者年龄较大、女性更多而且比 HFREF 者肥胖。虽然左心室射血分数可以正常,但是超声心动图和其他有关检查可有符合舒张功能减退的表现。患者的症状轻重取决于血压水平、缺血程度等各种合并情况。预防左心室肥大和冠心病是避免出现此种心功能不全的根本措施。HFPEF 似乎与 HFREF 有不同的流行病学和病因。他们不太可能有 CHD 而更可能有高血压和心房颤动(AF)。HFPEF 患者比 HFREF 患者有较好的预后。

1. HFPEF 的临床表现

单纯舒张功能不全是左心室等容松弛受损及左心室顺应性降低。由于舒张功能不全,无论休息或运动时,为了满足机体代谢的需要,都必须保持较高的充盈压,较高的左心室舒张末压(Left Ventricular End Diastolic Pressure,LVEDP)传输到肺循环可引起肺充血,发生呼吸困难,随之出现右心衰竭。轻度舒张功能不全时,晚期充盈增加直到舒张末期容积恢复正常。在严重患者中,心室变得僵硬,以至于心房衰竭,在充盈压升高的情况下舒张末容积不能恢复正常,从而使每搏量和心排血量下降,导致运动耐力下降。

乏力、呼吸困难、水肿、颈静脉充盈以及肝大等心衰症状很难用于区分收缩期和舒张期心衰。呼吸困难和水肿也可见于某些非心源性疾病,但是血浆脑钠肽(Brain Natriuretic Peptide,BNP)能鉴别心源性和非心源性呼吸困难。血浆 N-末端脑钠肽前体(NT-proBNP)对诊断 HFNEF 及评价心力衰竭严重程度有重要价值。

2. 评估舒张功能的指标

(1)左心室舒张功能不全的有创评估:左心室舒缓、充盈、舒张期扩张性和僵硬异常的证据都可以通过介入手段直接获取,目前仍认为其可信度最高。舒张功能不全的证据包括左心室舒缓时间常数(τ)>48 ms、左心室舒张末期压力>16 mmHg 或平均肺毛细血管楔压>12 mmHg。左心室舒张期僵硬度指单位容积变化引起压力的变化(dP/dV),数值越高说明僵硬度越大。舒张期左心室僵硬系数(b)>0.27 可以作为舒张功能不全的诊断证据。左心室僵硬度的倒数即左心室顺应性(dV/dP)。

(2)组织多普勒评估左心室舒张功能:最常采用的方法为组织多普勒测量左心室基底部(二尖瓣环)心肌长轴缩短或伸长的速度。测量部位选择二尖瓣环的间隔部或侧壁。组织多普勒的最大收缩(S)或舒张速度(E)可以敏感地反映左心室收缩功能或舒张功能。

左心室舒张早期跨二尖瓣脉冲多普勒血流速度(E)和组织多普勒 E 的比值与左心室充盈压密切相关。E 取决于左心房的驱动压、左心室舒缓力和年龄,而 E 取决于左心室舒缓力和年龄。因此,E/E 代表了左心房驱动压或者左心室充盈压。E 也可简单理解为充盈早期进入左心室的血量,E 则代表驱动这部分血液进入心室的压力梯度。因此,当 E/E 比值增加时表示驱动少量血液进入心室所产生的房室压力梯度升高。

E/E>15 提示左心室充盈压升高,<8 提示充盈压降低或正常。E/E 与左心室充盈压密切相关,这在左心室射血分数降低或正常的心力衰竭患者,以及心室舒缓减慢或二尖瓣血流频谱假性正常化的患者中得到证实。E/E>15 对左心室舒张功能不全有诊断价值,<8 有排除价值。E/E 在 8～15 之间时不能肯定舒张功能不全,需要补充和结合其他无创指标来明确诊断。E/E 的测量值应该取二尖瓣环间隔部和侧壁的平均值。

(3)血流多普勒评估左心室舒张功能:联合二尖瓣和肺静脉血流多普勒可以为 93% 怀疑 HFNEF 的患者提供左心室舒张功能不全的证据。有关高血压患者的研究也支持这种联合应用,它可以半定量评估左心室舒张末期压力。二尖瓣血流多普勒评估左心室舒张功能存在假正常化,而组织多普勒不存在该问题,因此不再推荐血流多普勒作为评估左心室舒张功能不全的首选。只有当组织多普勒怀疑左心室舒张功能不全但不能肯定时,或者当血浆钠尿肽水平升高时,才使用二尖瓣 E 峰与 A 峰的比值(E/A)降低和 E 峰减速时间延长这两者同步出现作为左心室舒张功能不全的诊断证据。

(4)测量左心房容积和内径:在收缩功能正常的情况下,二尖瓣血流频谱以及肺静脉血流频谱不能准确评估左心室舒张功能,而左心房容积增大可用来评估舒张功能不全及其严重程度。HFPEF 患者血浆 BNP 水平与左心房容积指数明显升高,其升高的幅度与纽约心功能分级及舒张功能不全严重程度一致。左心房容积指数与左心室舒张功能不全的严重程度和持续时间密切相关,它随左心室舒张功能不全由轻至重而逐渐增加,正常时(23 ± 6) mL/m^2,轻度左心室舒张功能不全为(25 ± 8) mL/m^2、中度(31 ± 8) mL/m^2、重度(48 ± 12) mL/m^2。现认为左心房容积指数是一个能反映 HFNEF 患者左心室充盈压异常或舒张功能不全、且相对不受负荷影响的指标。左心房容积指数的意义大于左心房面积和内径。当 E/E 在 8～15 之间时,或测量发现患者钠尿肽水平已升高时,左心房容积指数>40 mL/m^2 可作为左心室舒张功能不全诊断的充分证据。而左心房容积指数<29 mL/m^2 是排除左心室舒张功能不全诊断的先决条件。

由于国内一般医院无法测量左心房容积,故我国的专家共识建议采用左心房内径>4.7 cm 作为左心房容积指数>40 mL/m^2 的替代指标。

(5)左心室室壁重量指数:有心力衰竭病史、LVEF>50% 以及左心室向心性重构的患者中,左心室舒张末压升高者占 92%,并且在左心室舒缓、充盈或舒张僵硬度异常的血流动力学或多普勒超声指标中至少有一项是异常的。但目前对这部分患者所获得的有关左心室舒张功能异常的数据中没有提供有诊断性意义的其他信息,因此只能看作有肯定的意义。左心室向心性重构对于诊断 HFNEF 有重要价值,甚至有可能替代左心室舒张功能不全的直接证据。我国的专家建议,当组织多普勒不能确定左心室舒张功能不全或测量发现患者钠尿肽水平已有升高时,左心室壁重量指数>122 g/m^2(女)或>149 g/m^2(男)可作为诊断左心室舒张功能不全的充分证据。

(6)钠尿肽:因为心衰的体征和症状是如此的非特异,故很多疑似心衰的患者行超声心动图检查没有发现重要的心脏异常。在超声心动图应用受限的地方,诊断的另一种方法是测定利钠肽的血浓度。利钠肽是激素的家族成员,当心脏患病或心室负荷增加时(即心房颤动、肺栓塞和某些非心血管情况包括肾衰竭),其分泌量增多。

在排除收缩功能不全后,血浆 BNP 水平升高可作为 HFNEF 诊断的指标之一。心房钠尿肽(atrial natriuretic peptide,ANP)和 B 型钠尿肽(B-type natriuretic peptide,BNP)由心房和心室肌细胞产生,与心房压升高和心室舒张期拉伸有关。心肌细胞产生 BNP 的前体,在血液中转化为 NT-proBNP 和 BNP。NT-proBNP 的水平与舒张早期左心室舒缓指标(如左心室舒缓时间常数 τ)、左心室舒张晚期舒缓指标(如左心室舒张末期压力)以及左心室僵硬度系数相关。BNP 和 NT-proBNP 水平与左心室舒张功能不全的程度成正相关。正常人年龄越大 NT-proBNP 水平越高,且男性高于女性。血浆 BNP 和 NT-proBNP 的水平也受败血症、肝衰竭和肾衰竭的影响。当肾小球滤过率低于 60 mL/min 时,BNP 的高低不再受左心室充盈压的影响。此外,BNP 水平不仅受左心房扩张影响,也与右心房有关。因此,慢性阻塞性肺疾病、肺栓塞导致肺高压以及机械通气时,BNP 也会升高。

BNP/NT-proBNP 指导慢性心力衰竭的治疗是近几年一直争议的话题,临床试验结果并不一致,例如 TIMI-CHF 试验结果是中性的。晚近报告的一项 Meta 分析包括 20 项样本量较大、随访时间较长和以全因死亡率作为观察终点的 RCT 试验,结果显示,动态监测 BNP/NT-proBNP 对心力衰竭治疗有益,全因死亡率和因心力衰竭恶化再住院率均降低。最近的一项研究显示,HFPEF 患者的 BNP 水平明显低于 HFREF 组,BNP 水平是一个很强的能够预测临床预后的指标,而且重要的是,对于处于同一 BNP 水平的两组患者,HFPEF 患者的预后同 LVEF 降低者是一样的。

建议钠尿肽主要用于 HFNEF 的排除诊断而非诊断。对临床上有气短而无 CHF 体征且 LVEF 正常需要排除 HFNEF 的患者,如果 NT-proBNP≤120 pg/mL 或 BNP≤100 pg/mL,可基本除外 HFNEF;如果在此基础上加之超声左心室充盈指标正常,则可完全排除 HFNEF(见表 3-12)。当钠尿肽用于诊断 HFNEF 时不能单独作为肯定诊断的依据,必须与其他无创检查技术相结合。

表 3-12　评估心衰患者左心室舒张功能不全的超声心动图指标

测量指标	异常	临床意义
E	降低(<8 cm/s 间隔,<10 cm/s 侧壁,或<9 cm/s 平均)	左心室松弛延迟
E/E	高(>15)	左心室充盈压高
	低(<8)	左心室充盈压正常
	中等(8~15)	灰色区(需其他参数)
二尖瓣流入 E/A	"限制性"(<2)	左心室充盈压高
		容量负荷过重
	"松弛受损"(<1)	左心室松弛延迟
		正常的左心室充盈压
	正常(1~2)	不能下结论(可能是"假性")
Valsalva 动作时二尖瓣流入(Apulm-Amitral)间期	"假性"到"松弛受损"的改变(E/A≥0.5)	左心室充盈压高(经 Valsalva 显示)
	>30 ms	左心室充盈压高

Apulm-Amitral=肺静脉血流 A 波时限与二尖瓣血流 A 波时限之间的时间差异;E/A=舒张早期到晚期二尖瓣流入波的比值;E=二尖瓣环舒张早期速率;E/E=二尖瓣流入 E 波与组织多普勒 E 波的比值

3.射血分数保留或正常心力衰竭的诊断

射血分数保留或正常心力衰竭的诊断见表 3-13。

表 3-13　射血分数保留或正常心力衰竭的诊断

HFPEF 的诊断需要满足四个条件：
1.心力衰竭的典型症状
2.心力衰竭的典型体征
3.LVEF 正常或轻度降低,左心室无扩大
4.相关的结构性心脏病变(左心室肥厚/左心房扩大)和(或)舒张功能不全

4.药物治疗高血压合并 HFNEF/HFPEF

(1)高血压合并 HFNEF/HFPEF 的治疗原则:高血压合并 HFNEF/HFPEF 的治疗原则上要重视以下几个方面:

1)积极控制血压:舒张性心力衰竭患者的达标血压宜低于单纯高血压患者的标准,即收缩压<130 mmHg,舒张压<80 mmHg(Ⅰ类,A 级)。

2)控制心房颤动的心率和心律:心动过速时舒张期充盈时间缩短,心排血量降低。建议:①慢性心房颤动应控制心室率(Ⅰ类,C 级);②心房颤动转复并维持窦性心律,可能有益(Ⅱb类,C 级)。屈奈达隆不能用于心力衰竭患者。初步研究表明,该药对心房颤动患者复律的效果大体与胺碘酮相当,但有诱发和加重心力衰竭的风险。晚近 ANDROMEDA 试验等提示,该药会显著增加中重度心力衰竭伴心房颤动患者的病死率,还可能使血肌酐水平显著升高。

3)应用利尿药:可缓解肺淤血和外周水肿,但不宜过度,以免前负荷过度降低从而导致低血压(Ⅰ类,C 级)。

4)血运重建治疗:适用于冠心病伴有症状的或可证实的心肌缺血患者;由于心肌缺血可以损害心室的舒张功能,冠心病患者如有症状性或可证实的心肌缺血,应考虑冠状动脉血运重建(Ⅱa 类,C 级)。

5)逆转左心室肥大,改善舒张功能:使用 ACEI、ARB 或钙通道阻滞药控制血压可能有效缓解心力衰竭症状(Ⅱb 类,C 级)。ACEI、ARB 和 β 受体阻滞药已证明可以减轻和逆转心肌肥厚,因此可以用于 HFNEF 伴高血压的治疗,在目前的心衰诊疗指南中也被经验性地推荐用于 HFNEF 的治疗;但和收缩性心衰不同,目前尚没有证据表明它们可以降低 HFNEF 患者的病残率和死亡率。

6)不推荐使用洋地黄制剂缓解心力衰竭症状(Ⅱb 类,C 级)。

(2)治疗高血压合并 HFNEF/HFPEF 的药物:目前还没有任何药物治疗令人信服地显示可降低 HFPEF 患者的发病率和死亡率。

充分治疗高血压和心肌缺血也是非常重要的。正如控制房颤患者的心室率一样,限制心率的钙通道阻滞药(CCB)维拉帕米可改善这些患者的运动能力和症状。限制心率的 CCB 对房颤患者心室率控制可能也是有用的,并可治疗高血压和心肌缺血(对 HFREF 患者则不是这种情况,其负性肌力作用可能是危险的)。β 受体阻滞药也可用于控制 HFPEF 合并房颤患者的心室率。美国心衰协会高度推荐 CCB,地尔硫䓬和维拉帕米在患者不能耐受 β 受体阻滞药时应用。氨氯地平在伴有心绞痛的患者也有独到的优势。除了 CCB 外,对 HFREF 应当避免的药物,对 HFPEF 也应当避免。

利尿药同治疗 HFREF 一样,被用于控制钠水潴留,并缓解呼吸困难和水肿。但其在 HFNEF 伴高血压的治疗中作用有限,一般限定于容量负荷过重的患者。但在高血压治疗预防 HFNEF 发生方面,ALLHAT 研究发现利尿药(氯噻酮)可以较 α 受体阻滞药(多沙唑嗪)、

CCB(氨氯地平)和 ACEI(赖诺普利)更好地预防 HFNEF 的发生。应用时需注意前负荷的过度降低会引起心排血量显著减少,要避免低血压的发生。

与 2008 版心衰治疗指南相类似,2012 版 ESC 心衰指南仍认为"根据目前的临床研究结果,还没有一种治疗方法可以确实有效地减少左心室射血分数正常的心衰患者的发病率和死亡率。"已有的大样本随机临床对照研究结果显示,血管紧张素Ⅱ受体拮抗药(ARB)和血管紧张素转化酶抑制药(ACEI)并不能减少左心室射血分数正常的心衰患者的发病率和死亡率。

醛固酮受体拮抗药可以降低血压,减少心肌纤维化,初步研究发现对 HFNEF 发挥有益的作用。TOPCAT 试验共入选 3445 例左心室射血分数正常的心衰患者,随机分为螺内酯治疗组和安慰剂对照组,旨在验证螺内酯对此类心衰患者的治疗效果。如果能带来肯定的结果,这将是第一个证明药物治疗能有效地降低左心室射血分数正常的心衰患者的发病率和死亡率的临床研究,而螺内酯也将成为第一个被大规模临床试验所支持的对此类心衰患者有益的药物。但最后的作用尚有待于更大规模的 TOPCAT 研究的揭晓。

LCZ696 是一种新型的血管紧张素Ⅱ受体和脑啡肽酶受体双重阻滞剂。已有研究证实,LCZ696 可以有效的降低血压。同时,由于脑啡肽酶的主要作用是降解具有生物活性的脑钠肽,而 LCZ696 可以拮抗脑啡肽酶的这一作用,因此理论上具有改善心肌舒张,减轻心肌肥厚和刺激利尿、利钠和血管舒张的作用。最近的大规模临床研究也证实了这一点。PARA-MOUNT 研究共入选了 234 名左心室射血分数正常的心力衰竭患者,并随机分为 LCZ696 治疗组和缬沙坦治疗组。研究结果显示,治疗 12 周后,LCZ696 组患者的 NT-proBNP 水平显著低于缬沙坦组;治疗 36 周后,LCZ696 治疗组患者的左心房重构的逆转程度和 NYHA 心功能分级水平较对照组都有明显的改善。这些积极的结果是否预示着 LCZ696 可以降低左心室射血分数正常的心衰患者的发病率和死亡率,需要等待更大规模的三期随机对照临床试验来证实。期待更多的临床数据能支持 LCZ696 的治疗效果。

(二)慢性收缩性心功能不全合并高血压

1.治疗原则

慢性收缩性心功能不全是目前研究最多且治疗效果最明显的心功能不全。随着对心衰的发生发展机制的深入研究,心衰的治疗策略有了很大的转变。目前认为神经内分泌系统的慢性启动是引起心肌细胞凋亡和心肌重塑的重要因素。心肌重塑是心衰持续发展的病理生理过程,是决定心衰发病率和死亡率的重要因素。因此,治疗心衰的关键是阻断神经内分泌系统,阻断心肌重塑。心肌重塑这一过程可用药物缓解或逆转,一系列大规模临床试验证实血管紧张素转化酶抑制药(ACEI)、血管紧张素Ⅱ受体拮抗药(ARB)、β受体阻滞药从及醛固酮受体拮抗药能够逆转心肌重塑,目前 ACEI、ARB 和 β 受体阻滞药已成为治疗心衰的基石,可显著改善该部分患者的预后。

不论高血压治疗对心衰获益的贡献程度如何,不可争辩的事实是高血压会损害衰竭心脏的充盈状态。有研究发现,在心衰患者后负荷的小幅度增高会导致心排血量的显著降低,舒张压越高的患者心衰入院和死亡危险也越大。因此,对该部分人群理论上应设更低的目标值,以进一步减轻心脏的负荷,有利于心衰患者预后的改善。但目前尚没有这方面的证据。2013 ESC 高血压指南推荐的 SBP 靶目标<140 mmHg 适用的人群:①低到中危患者;②合并糖尿病;③既往有卒中或短暂性脑缺血发作;④合并冠心病;⑤合并糖尿病或非糖尿病慢性肾病。DBP 的靶目标值通常为<90 mmHg,糖尿病患者为<85 mmHg。在高血压指南中推荐

的血压目标对心衰患者是适用的。

2. 药物治疗

(1)ACEI 和 ARB:ACEI 和 ARB 是高血压治疗的两大类重要药物,在心衰患者可以减轻心室壁张力、减轻或预防心肌细胞的肥大和纤维化,并在一定程度上可以降低交感神经张力,是高血压合并心衰时的首选药物。ARB 治疗心衰的地位近年有了提升,对高血压合并心衰的患者,特别是对 ACEI 治疗不能耐受的患者,也是非常合理的选择。左心室肥大(LVH)及左心房扩大是心衰的重要病理生理改变。有研究显示,ARB 或氢氯噻嗪(HCTZ)改善 LVH 或左心房扩大的效果优于其他降压药物。美国 FDA 于 2007 年 11 月批准厄贝沙坦/HCTZ(安博诺)作为经多种降压药物治疗后才能达到目标血压的患者的初始用药,这种 ARB 与噻嗪类利尿药的组合可能将成为心衰预防的优化方案。ACEI 和 ARB 合用会增加肾功能不全、高钾血症和症状性低血压发生的风险,因此,在目前高血压和合并心衰的治疗中,ACEI 和 ARB 合用不做推荐。

晚近的 HEEAL 研究,头对头比较氯沙坦不同剂量对慢性心力衰竭的影响,结果证实大剂量氯沙坦(150 mg/d)较小剂量(50 mg/d)可以显著降低复合主要终点(死亡和因心力衰竭住院)的发生,提示 ARB 宜用大剂量。心力衰竭的基本机制是心肌重构,后者又主要由于 RAAS 过度兴奋而引起。大剂量 ACEI 或 ARB 有助于充分阻断 RAAS,延缓或阻断心力衰竭的进展。不过,在临床中大剂量原则受到挑战。随着剂量增加,不良反应(如血压降低、血钾和血肌酐水平升高)显著增加,还可能导致肾功能损害。在部分患者中不易达到大剂量,病情较重者则更难耐受。故从实际出发,如难以达到目标剂量,ACEI 或 ARB 可仅用小或中等剂量。

(2)β 受体阻滞药:尽管 β 受体阻滞药近年来在高血压治疗中的地位受到了挑战,但对合并心衰的高血压,β 受体阻滞药的作用仍是毋庸置疑的。目前,所有的高血压治疗指南均推荐 β 受体阻滞药用于高血压合并心衰,特别是 LVEF<40% 的心衰患者的治疗。β 受体阻滞药不但拮抗患者交感神经系统的过度激活,具有降低血压的优势,还具有减少心衰住院率和死亡率的独特优势,应为首选药物。

在合并心衰的高血压患者,β 受体阻滞药使用与慢性心衰治疗时采用的方法相同。即从小剂量开始,每 2～4 周剂量逐渐递增,直到达到患者的最大耐受量或研究推荐的靶剂量。建议采用最大耐受量或研究推荐的靶剂量是因为研究发现 β 受体阻滞药减少死亡率的作用有一定的剂量相关性,但耐受性不同个体之间有较大的差异。还值得指出的是,β 受体阻滞药在治疗心衰的用法和单纯高血压治疗的使用方法不同。在后者,目前指南推荐使用常规剂量,在血压不达标时采用不同药物联合,既可以协同降压,也可以减少副作用,不存在 β 受体阻滞药最大耐受量或靶剂量的问题。卡维地洛、美托洛尔缓释片和比索洛尔是目前推荐使用的 β 受体阻滞药。

(3)醛固酮受体拮抗药:醛固酮是人体内调节血容量的激素,促进肾对 Na^+ 的重吸收,同时排出 K^+。醛固酮的过度分泌会引起钠水潴留,心脏负荷增加,近来研究发现醛固酮还可以使血管收缩,血管僵硬度增加,因此醛固酮在高血压的发生,特别是顽固性高血压中发挥着重要作用。醛固酮还可以引起心肌纤维化,使心脏的僵硬度增加。RALES 研究发现,拮抗醛固酮的作用(螺内酯)可以在 ACEI、利尿药应用基础上进一步改善中重度心衰(NYHA 心功能Ⅲ～Ⅳ)患者的症状,从而降低死亡率。在心肌梗死后心衰患者,拮抗醛固酮的作用也可以减少总死亡率。

在高血压患者,研究表明螺内酯及依普利酮和安慰剂比较,均可以显著降低收缩压和舒张压。因此,醛固酮受体拮抗药在高血压合并心衰,特别是 NYHA Ⅲ～Ⅳ 级的心衰治疗中具有非常重要的作用。

(4)利尿药:利尿药是常用的抗高血压药物,在普通高血压人群,常用噻嗪类利尿药,可以预防高血压患者心衰的发生,以减少高血压所导致的死亡率。对于已经发生心衰的患者,利尿药可以减轻心脏的前负荷和肺瘀血,减轻心衰患者的症状,但尚无研究证明利尿药,包括噻嗪类利尿药和袢利尿药可以减少患者的死亡率。

抗高血压和降脂治疗预防心脏病研究(ALLHAT)的新近分析表明,噻嗪类利尿药(氯噻酮)作为代谢综合征患者高血压治疗的起始用药,其对心血管疾病(包括冠心病、卒中和心衰等)的预防效果优于 ACEI,对住院患者心衰的预防效果优于钙通道阻滞药,使利尿药再次受到了关注(图 3-3)。在高血压伴心衰的患者,特别是轻微液体潴留的患者,各国指南均推荐噻嗪类利尿药作为首选。如果噻嗪类利尿药单独不能控制液体潴留,则选用或者加入袢利尿药。袢利尿药可以减少收缩压、舒张压 15/8 mmHg 左右,在心衰患者这种程度的血压下降通常不会引起症状。噻嗪类利尿药和袢利尿药作用部位不同,合用可以增加利尿的效果,但二者合用往往不能进一步降低血压。

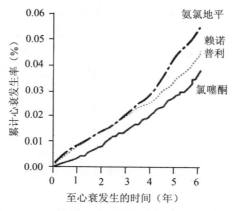

图 3-3　ALLHAT 研究发现氯噻酮预防住院心衰效果占优势

新型利尿药托伐普坦为特异性拮抗精氨酸加压素,用于治疗高容性或等容性低钠血症伴心力衰竭、肝硬化以及抗利尿激素分泌异常综合征。

(5)肼屈嗪和硝酸盐类药物:二者是血管扩张药物,通常不单独用于高血压的治疗。最近研究(AHeFT)在非裔美国患者发现,肼屈嗪和硝酸盐类药物合用可以在 ACEI、β 受体阻滞药和醛固酮受体拮抗药基础上提供更好的血压控制,并在该基础上提高 NYHA 心功能 Ⅲ～Ⅳ 级患者生存率 43%。因为该联合需一日多次服药,不良反应较多,且和 ACEI 相比降压和减少死亡率的作用较弱,因此,该药的联合通常在 ACEI 和 β 受体阻滞药的基础上加用。如果用一种 ACEI(或者 ARB)、一种 β 受体阻滞药、醛固酮受体拮抗药(MRB)和利尿药血压未能控制,可以加用肼屈嗪和氨氯地平(或非洛地平),对收缩性心衰是安全的。

(6)钙通道阻滞药:尽管 CCB 在非心衰人群具有很好的降压效果和预防心衰发生的作用,但对心衰患者,CCB 不但不能改善,甚至还会恶化心衰的症状,加重心衰死亡的危险。因此,通常不推荐心衰患者使用负性肌力药 CCB,特别是非二氢吡啶类,如地尔硫草和维拉帕米。

氨氯地平和非洛地平是目前仅有的研究证明可以不恶化心衰的CCB,也是目前仅有的被各国指南认可的可以用于心衰患者的CCB。但是它们也不能改善心衰,因此,该药物仅限于应用上述其他类药物后血压仍不能得到控制的患者。

(7)伊伐雷定:在SHIFT试验后,新颁布的SHIFT超声心动图亚组分析显示,主要终点左心室收缩末容量指数(Left ventricular end systolic volume index,LVESVI)在伊伐雷定组平均减少13 mL,安慰剂组无改变。SHIFT生活质量亚组显示,伊伐雷定组患者堪萨斯州心肌病生活质量评分(KCCQ)和NYHA分级显著改善,心血管死亡以及再住院率显著降低。这两项新的研究提示,伊伐雷定长期应用可以使心力衰竭患者心脏重构逆转,生活质量提高。目前,伊伐雷定在心力衰竭治疗中可以成为新增加的有效药物,适用于不能应用β受体阻滞药,或不能达到目标剂量或者最大耐受剂量,且心率偏快的患者。

(8)松弛素:在2009年的一项针对急性失代偿性心力衰竭患者的Ⅱ期剂量探索研究中,松弛素(relaxin)显示出令人鼓舞的治疗效果。松弛素是人体内自然产生的一种激素,它可以抑制内皮素-1(Endothelin,ET-1)的血管收缩作用,同时刺激一氧化氮合酶(NOS)的产生,最终达到舒张血管的效应。另外,松弛素也具有抗炎和抗纤维化的作用,同时可以有效改善肾的血液供应。因此,人重组松弛素2(serelaxin)治疗心力衰竭的实际药理基础与硝酸盐类药物并不相同。在RELAX-AHF试验中,1160名急性失代偿性心力衰竭患者(收缩压＞125 mmHg,轻度肾功能不全)随机分为人重组松弛素2治疗组和安慰剂对照组。研究结果显示,人重组松弛素2显著改善患者的呼吸困难症状,但是没有降低次要终点事件(包括心血管原因引起的死亡、心衰导致的再次入院以及出院后60天内的生存时间短)的发生率。除此之外,人重组松弛素2也显示具有多重额外益处,如降低了心力衰竭的恶化程度、住院时间和终末器官的损伤等。另外,去除静脉使用利尿药和血管活性药物(如硝酸盐类)的影响,人重组松弛素2在治疗的第二天即显示其本身也具有显著的改善心衰患者体液潴留的作用。最重要的是,人重组松弛素2显著降低了急性失代偿心力衰竭患者的全因死亡率和心血管因素死亡率。RELAX-AHF研究证明,人重组松弛素2是第一个经证实能同时降低急性失代偿性心力衰竭患者发病率和死亡率的药物。然而需要说明的一点是,在RELAX-AHF研究中,全因死亡率和心血管因素死亡率都不是本研究的主要终点和次要终点,但它们仍然是该研究预先设定的终点事件。

3.非药物治疗

药物治疗发挥了巨大的作用,但有时严格的药物治疗仍然难以奏效。近年来一些非药物治疗的有效性给心衰患者带来了转机,非药物治疗方法也已广泛应用于心衰。以下就心血管内科领域近几年在心衰非药物治疗方面的进展做一汇总。

(1)CRT适应证规范化:2012年《ESC心力衰竭指南》扩大了心脏再同步化治疗(CRT)的适应证:

1)心功能为Ⅲ/Ⅳ级,LVEF≤0.35,预期寿命＞1年时,以下情况可以考虑选择CRT:①当患者为窦性心律(窦律)时,QRS波为左束支传导阻滞(LBBB),时限≥120 ms(Ⅰ类适应证);②窦律时QRS波时限≥150 ms,不论QRS波形态(Ⅱa类适应证);③当患者为心房颤动时,房室结消融后起搏依赖,QRS波时限≥120 ms(Ⅱa类适应证)。

2)心功能为Ⅱ级,LVEF≤0.30,预期寿命＞1年,患者为窦律时,以下情况应考虑选择CRT:①QRS波为LBBB,时限≥130 ms(Ⅰ类适应证);②QRS波时限≥150 ms,不论QRS

波形态（Ⅱa类适应证）。

（2）心力衰竭的埋藏式心脏复律除颤器（implantable cardioverter-defibrillator，ICD）治疗：早在2009年《美国心脏病学会/美国心脏协会（ACC/AHA）成人心衰诊断和治疗指南》就已推荐并强调使用ICD作为心源性猝死的一级预防来降低心衰的总死亡率。2012年更新后的ESC心衰指南再次强调了ICD对于猝死一级预防的重要性。符合以下条件的心衰患者，推荐植入ICD作为一级预防以减少心源性猝死，LVEF≤35％者；最佳药物治疗≥3个月后NYHA分级Ⅱ或Ⅲ级，预期寿命＞1年者，包括：①缺血性心肌病，急性心肌梗死后＞40天者；②非缺血性心肌病患者。

（3）冠状动脉血运重建：心绞痛伴2或3支冠状动脉疾病（包括左前降支狭窄），射血分数≤35％，预计生存≥1年，适合冠状动脉旁路移植术（Coronary artery bypass grafting，CABG）。

（4）使用心室辅助装置：尽管最佳药物和设备治疗终末期心衰适合心脏移植而等待的患者，但是为了改善症状和降低心力衰竭住院和过早死亡的风险，建议行左心室或者双心室辅助装置。心脏辅助装置主要用于以下情况：①心功能恢复前的辅助治疗，即心源性休克、心脏直视手术后不能脱离体外循环或术后发生低心排综合征的患者；②慢性心衰患者移植前的过渡治疗；③终末替代治疗。

（5）经皮主动脉瓣置换术：严重主动脉狭窄不适合手术的患者（一般因严重肺疾病）应考虑经皮主动脉瓣置换术（ⅠB）。

（6）短期机械辅助装置：一些骤发、迅速恶化的心力衰竭患者，如果没有辅助装置就会立即死亡。这些患者可安装机械辅助装置，包括主动脉内球囊反搏、经皮心肺支持和体外膜肺氧合（ECMO）。

（7）肾动脉神经导管消融治疗：SYMPLICITY HTN-2研究显示，经皮导管射频消融去肾交感神经术（RDN）为一种经济有效的难治性高血压治疗策略，可能降低心血管疾病发病率和死亡率。而肾交感神经在心力衰竭过度活跃，导致水、钠潴留，目前正在第一个试点研究探索肾动脉神经消融治疗心力衰竭。

（8）脊髓刺激（spinal stimulation）：动物实验显示，刺激胸$_1$至胸$_5$节段（$T_1 \sim T_5$）可以改善左心功能并能减少室性心律失常；脊髓刺激对心力衰竭患者的研究始于2011年4月，目前正在进行中。

（9）可置入心室分隔装置（parachute）：可置入心室分隔装置可使患者心室的受损肌肉恢复正常。一项在14个美国和欧洲中心开展的为期3年的研究纳入了31名心功能Ⅱ～Ⅳ级的患者，对这些患者进行经皮降落伞置入，结果显示，该治疗可使患者心脏疾病死亡率降低6.5％，减少住院率，NYHA心功能分级有所改善。

（10）心脏保护作用：既往研究显示，心肌梗死患者反复利用袖带测量血压可改善心肌成活；另一项研究对患者CABG前接受远程反复用袖带测量血压的研究结果显示，患者肌钙蛋白水平减少50％；发挥作用的分子包括腺苷、缓激肽、信号转导以及转录激活蛋白（STAT），其中STAT最近被确定为关键元素，靠近线粒体。

（11）基因治疗及干细胞治疗：随着基因表达调控的不断进步，尤其是高特异性的载体和基因表达的不断实现，将为心衰的基因治疗提供良好的前景。干细胞治疗慢性心衰也尚待多中心、大规模以及随机双盲对照的临床试验以明确。

对有症状的心衰（NYHAⅡ～Ⅳ级）和左心室收缩功能不全心力衰竭患者高血压治疗的

推荐见表3-14。

表 3-14　对有症状的心衰(NYHA Ⅱ～Ⅳ级)和左心室收缩功能不全心衰患者高血压治疗的推荐

推荐	推荐类别	证据水平
第1步		
推荐 ACEI(或者 ARB)、β 受体阻滞药和醛固酮受体拮抗药中的一种或者多种作为一、二、三线治疗,因为能够明确获益(降低心衰住院和过早死亡风险)	Ⅰ	A
第2步		
尽管已联用了数种 ACEI(或 ARB)、β 受体阻滞药和醛固酮受体拮抗药,血压仍未达标,推荐用一种噻嗪类利尿药(或如果已用噻嗪类利尿药,则换用袢利尿药)	Ⅰ	C
第3步		
尽管已联用了数种 ACEI(或 ARB)、β 受体阻滞药、醛固酮受体拮抗药和噻嗪类利尿药,血压仍未达标,推荐氨氯地平	Ⅰ	A
尽管已联用数种 ACEI(或 ARB)、β 受体阻滞药、醛固酮受体拮抗药和噻嗪类利尿药,血压仍未达标,推荐用肼屈嗪	Ⅰ	A
尽管已联用了数种 ACEI(或 ARB)、β 受体阻滞药、醛固酮受体拮抗药和噻嗪类利尿.药,血压仍未达标,应考虑用非洛地平	Ⅱa	B
不推荐莫索尼定,出于安全考虑(增加死亡率)	Ⅲ	B
不推荐 α 受体阻滞药,出于安全考虑(引起神经体液激活、液体潴留,加重心衰)	Ⅲ	A

(三)急性心力衰竭

在高血压不伴左心室肥大的患者中,无症状性左心室舒张功能不全的发生率高达33%,而且容易被忽视,一旦血压急性升高就会发生急性左心衰竭。

高血压所致的心力衰竭可以发生急性左心衰竭或者肺水肿,可伴有血压显著升高。此时,除按急性心力衰竭的常规进行常规处理外,尽快降低血压往往十分关键。除按急性肺水肿进行治疗,给予高流量吸氧,吗啡、呋塞米(速尿)静脉推注等外,如收缩压>180 mmHg 或舒张压>105 mmHg,使用静脉血管扩张药往往能达到满意的效果(表3-15)。可应用静脉制剂(硝普钠、硝酸甘油等)滴注,并监测血压,在数分钟至 2 h 内平均动脉压降低不超过25%,2～6 h 内达到 160/100 mmHg,以后再用口服制剂,滴速根据血压调整。通常情况下心衰时硝酸甘油产生血流动力学改变的剂量要高于急性冠状动脉综合征时使用的扩张冠状动脉的剂量。

表 3-15　静脉内用于治疗急性心衰的血管扩张药

血管扩张药	剂量	主要副作用	其他
硝酸甘油	开始 10～20 μg/min,增加到 200 μg/min	低血压、头痛	连续使用可耐药
硝酸异山梨酯	开始 1 mg/h,增加到 10 mg/h	低血压、头痛	连续使用可耐药
硝普钠	开始 0.3 μg/kg/min,增加到 5 μg/kg/min	低血压、异氰酸盐中毒	对光过敏
奈西立肽	静推 2 μg/kg+0.01 μg/kg/min 输注	低血压	

任何情况下均禁用硝苯地平舌下含服。大多数情况下,吗啡是治疗急性肺水肿的最有效药物,早期应用效果更好,一般为 5.0 mg 静脉注射,必要时 15 min 重复应用。严重肺部疾患(如严重肺气肿)、昏迷患者禁用。对高血压引起急性肺水肿者不宜应用强心苷。有报道使用 α 受体阻滞药盐酸乌拉地尔(压宁定)、奈西立肽、血管加压素拮抗剂、腺苷拮抗剂以及内皮素拮抗剂等药物治疗急性心衰伴高血压的研究,但临床价值尚待证实。

高血压所致的急性心衰临床特点是高血压(血压>180/120 mmHg),心衰发展迅速,心排血指数(CI)通常正常,肺毛细血管楔压(PCWP)＞18 mmHg,胸片正常或呈间质性肺水肿。此种状态属高血压急症,应把握适当的降压速度。慢性高血压患者因血压自动调节功能受损,快速降压可导致心脏、脑和肾等重要脏器供血不足,快速降压会加重脏器缺血。如急性心衰病情较轻者,可在24～48 h内逐渐降压;病情重、伴肺水肿患者应在1 h内将平均动脉压较治疗前降低25％,2～6 h降至160/(100～110) mmHg,24～48 h内使血压逐渐降至正常。优先考虑静脉给予硝酸甘油,也可应用硝普钠。给予呋塞米等袢利尿药静脉能起辅助降压之效。乌拉地尔适用于基础心率很快、应用硝酸甘油或者硝普钠后心率迅速增加而不能耐受的患者。

一项心衰患者的注册研究发现,30％的急性收缩性心衰患者收缩压＞140 mmHg,50％以上的舒张性心衰患者收缩压＞140 mmHg。可见急性心衰时血压升高是常见的现象。该注册研究随访发现心衰发作时收缩压＞160 mmHg的患者,不论心功能状态如何,院内和出院后随访死亡率均较低。该结果一方面提示对急性心衰伴随的高血压患者,考虑治疗方案时还应考虑到血压水平对预后的预测价值;另一方面也揭示了心衰的"血管反应"特性,提示临床处理应首先考虑血管扩张药的应用。

(四)无症状心力衰竭

对于高血压合并无症状心衰,强调包括整合血压、心血管危险因素、无症状器官损害和临床并发症在内的总的心血管危险的评估,重视危险因素的控制(见表 3-16),无症状靶器官损害的早期发现及逆转治疗。

表 3-16　高血压相关危险因素的治疗

推荐	推荐强度	证据级别
中到高危高血压患者使用他汀治疗,目标 LDL-C＜3.0 mmol/L(115 mg/dL)	I	A
合并冠心病者服用他汀治疗,目标 LDL-C＜1.8 mmol/L(70 mg/dL)	I	A
高血压有心血管事件病史者使用抗血小板治疗,尤其是小剂量阿司匹林	I	A
合并肾功能减退或高危的高血压患者,血压控制好后加用阿司匹林	IIa	B
低危高血压患者不建议服用阿司匹林预防心血管疾病,此部分患者获益和风险是相等的	III	A
高血压合并糖尿病,降糖治疗目标 HbA1c＜7.0％	I	B
糖尿病病程长、合并症多、危险度高的衰弱的老年患者,目标 HbA1c＜7.5％～8.0％	IIa	C

LDL-C. 低密度脂蛋白胆固醇;HbA1c. 糖化血红蛋白

总之,高血压合并心衰患者要高度重视血压的良好控制,遵循指南合理选择降压药物,有效防治心衰症状,改善患者预后。由于在心衰代偿期症状可以十分隐蔽或不典型,导致在出现明显临床症状时,心功能减退已经相当严重。心衰的治疗是减轻患者症状,延长患者生命,同时努力逆转和延缓疾病进程。因此,尽早检出症状性和无症状性心功能障碍,并进行准确的临床评估并及时治疗,对于治疗和改善预后有重要意义。

参考文献

[1]于普林,郑松柏,张存泰,等.老年医学[M].北京:人民卫生出版社,2019.

[2]金勇,王燕,李艳.老年2型糖尿病伴冠心病患者HDL-C与SAA、VCAM-1、ICAM-1、THP-1的相关性研究[J].贵州医药,2020(02):178-181.

[3]刘晓红,陈彪.老年医学[M].北京:人民卫生出版社,2020.

[4]吴东林,习玲,杨婧,郝春艳,王荣荣.应用血栓弹力图评价老年冠心病患者PCI术后双联抗血小板药物的疗效[J].中西医结合心脑血管病杂志,2019(08):1210-1212.

[5]穆象山,吕民,刘乃杰,等.临床老年病诊治精要[M].武汉,湖北科学技术出版社,2018.

[6]陶文娟,王有武,孙丽丽,等.老年常见病临床诊治策略[M].北京,中国纺织出版社,2019.

[7]张大海,韩艳敏.用华法林对老年非瓣膜病性房颤患者进行低强度抗凝治疗的效果探讨[J].当代医药论丛,2020(04):48-50.

[8]谢海宝.常见老年病的防治与管理[M].杭州,浙江大学出版社,2018.

[9]包蕾.利培酮与氟哌啶醇治疗老年帕金森伴精神障碍的疗效对比分析[J].中国疗养医学,2018(01):94-96.

[10]侯金荣.老年病护理管理学[M].长春:吉林科学技术出版社,2019.

[11]陈国宁,林泽辉,杜永明,李泉.丹参川芎嗪注射液对缺血性脑卒中患者同型半胱氨酸、高敏C反应蛋白和血脂水平的影响及疗效观察[J].中国医药导报,2018(01):76-79.

[12]林允照.常见老年疾病的管理与康复[M].杭州:浙江工商大学出版社,2019.

[13]赵晓丽,秦继秀,滕玲,等.老年病临床研究新进展[M].长春,吉林科学技术出版社,2019.

[14]刘莺,王飞,屠春林,付玉华.不同抗凝方案对老年肺栓塞患者的疗效分析[J].中华老年多器官疾病杂志,2018(03):183-187.

[15]刘苹,刘希宁.老年人膳食营养[M].北京:中国医药科技出版社,2019.

[16]杨燕,徐继尧,庞工力,王宁,王婧.降脂宁联合阿托伐他汀治疗冠心病心绞痛患者疗效观察[J].山西医药杂志,2020(24):3456-3459.

[17](美)H. M. 菲利特(Howard M. Fillit),(英)K. 罗克伍德(Kenneth Rockwood),等.Brocklehurst老年医学与老年病学[M].北京:科学出版社,2019.

[18]盛立军.现代老年肿瘤学[M]济南:山东科学技术出版社,2017.

[19]许素燕,邢永田,张红艳,甘源,王爱凤,马永成,王宪沛,李国峰.通心舒胶囊联合尼可地尔治疗冠心病心绞痛的临床研究[J].现代药物与临床,2020(01):38-42.

［20］（澳）陈锦贤.老年医学临床实践［M］.北京：中国协和医科大学出版社,2018.

［21］呼格吉乐,丛殿宝,张建辉,等.阿司匹林＋氯吡格雷双联抗血小板聚集联合丁苯酞治疗高龄急性大脑中动脉缺血性脑卒中的疗效［J］.中国老年学杂志,2019(21)：5183-5186.

［22］（奥）瑞吉纳·如勒-韦恩斯伯格,（德）卡特琳·辛格勒,等.老年医学［M］.天津：天津科技翻译出版有限公司,2019.